Флекситарска кухиња

Укусни и хранљиви биљни рецепти за сваку прилику.
100 укусних рецепата за истраживање предности
флекситарског начина живота

Живица Рољић

ПРЕГЛЕД САДРЖАЈА

УВОД

Флекситарска кухиња је врхунска куварица за све који желе да истраже предности флекситарског начина живота. Било да сте вегетаријанац са пуним радним временом или једноставно желите да смањите унос меса, ова куварица је препуна укусних и хранљивих биљних рецепата за сваку прилику.

Са 100 укусних рецепата, ова куварица покрива све, од доручка и бранча до предјела, предјела и десерта. Сваки рецепт је пажљиво осмишљен како би се обезбедио уравнотежен и хранљив оброк, док истовремено пружа укус и укус.

Али ова куварица је више од пуке збирке рецепата. То је водич за здравији, одрживији начин живота, онај који даје предност биљној храни, а истовремено дозвољава повремено уживање. Од савета о планирању оброка и припремању хране до савета о набавци одрживих састојака, Флекситарска кухиња има све што вам је потребно да бисте прихватили исхрану која је више заснована на биљци.

Без обзира да ли сте искусан вегетаријанац или тек почињете да истражујете предности флекситарског начина живота, Флекситарска кухиња је суштински додатак вашој колекцији кувара. Спремите се да откријете свет укусних и хранљивих јела на бази биљака.

ДОРУЧАК

1. <u>Печени вафли са малинама</u>

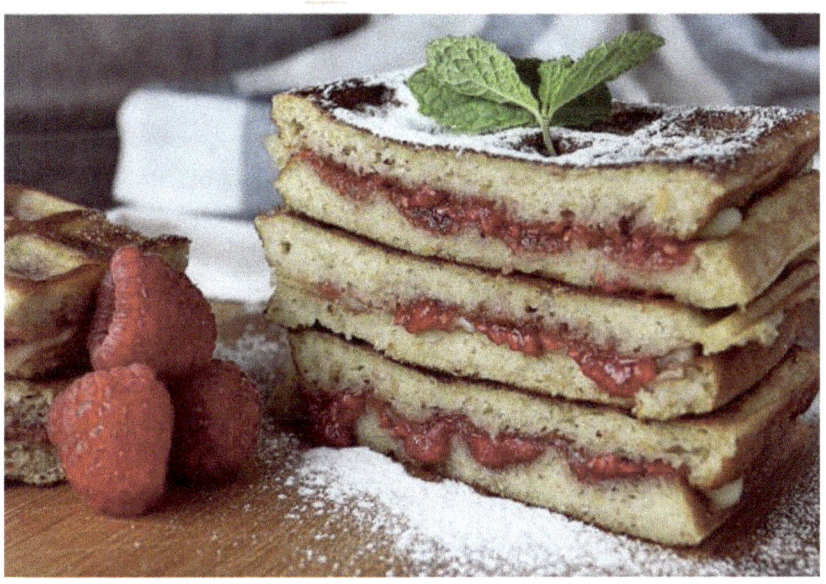

Чини 2

Састојци

- Тхе Ваффлес
- 1/2 шоље малине
- Корица 1/2 лимуна
- 1 кашика лимуновог сока
- 2 кашике веганског путера
- 1 кашика заслађивача

Упутства

a) Загрејте апарат за вафле и сипајте у тесто.

b) Пустите да кува док лампица не постане зелена или док ниво паре не падне на безбедан ниво.

c) Извадите вафле из рерне и оставите да се мало охладе.

d) Загрејте вегански путер и заслађивач у тигању на шпорету. Додајте малине, лимунов сок и лимунову корицу. Мешајте док се не згусне до конзистенције џема.

e) Између два вафла ставите фил од малина и ставите у тепсију и пеците 1-2 минута са сваке стране.

2. Тортиље од лана

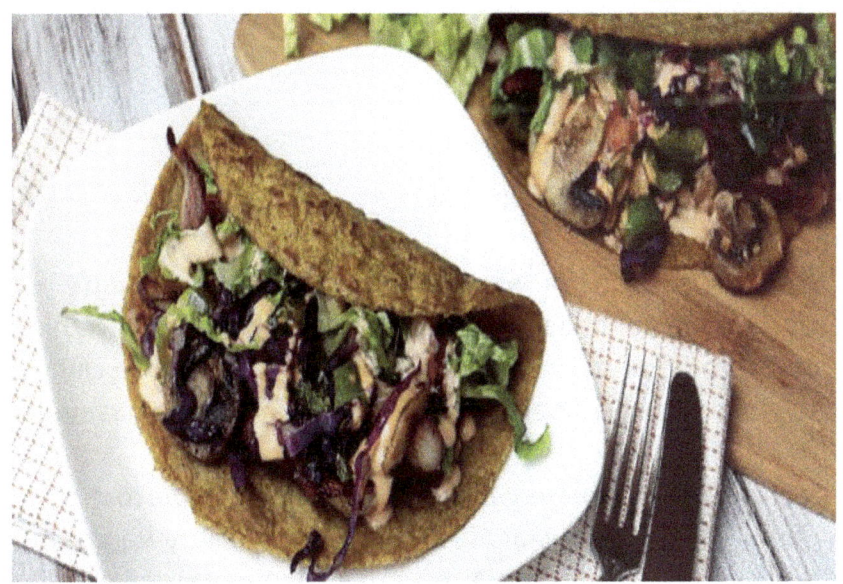

Чини 5

Састојци

- 1 шоља оброка од златног ланеног семена
- 2 кашике чиа семена
- 2 кашичице маслиновог уља
- 1/2 кашичице кари праха
- 1 шоља филтриране воде
- 1 кашичица кокосовог брашна

Упутства

a) У великој посуди за мешање темељно помешајте све сувоСастојци осим кокосовог брашна и пола маслиновог уља.

b) Мешајте темељно док смеса не формира чврсту куглу.

c) Тесто поспите кокосовим брашном и оклагијом развуците тесто.

d) Изрежите своју тортиљу широким округлим алатом.

e) Загрејте 1 кашичицу маслиновог уља у тигању на средње јакој ватри. Када се уље загреје, додајте тортиљу и пржите док не порумени.

3. Сојина кобасица Сцрамбле

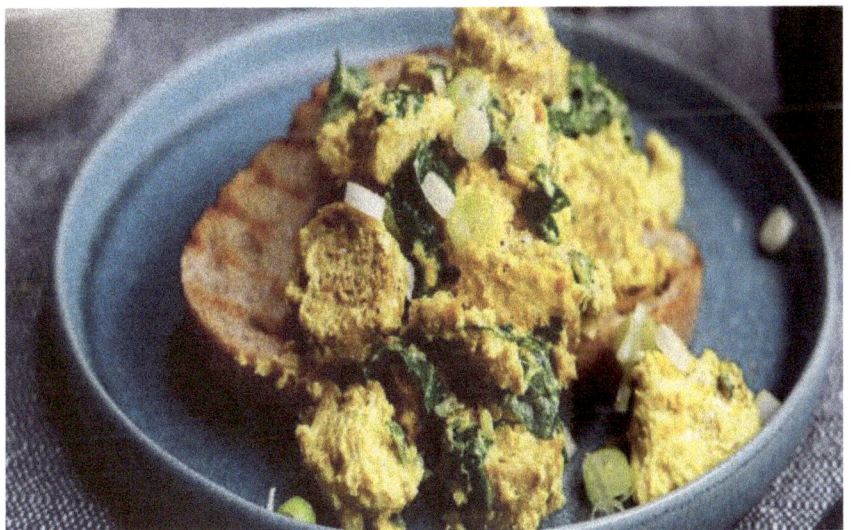

Прави 4 порције

Састојци
- 2 кашике маслиновог уља
- 1 мали слатки жути лук, млевени
- 12 унци веганске кобасице, сецкане
- Чврсти тофу од 1 фунте, оцеђен и осушен
- 1 кашичица соли
- 1/4 кашичице куркуме
- 1/4 кашичице свеже млевеног црног бибера

Упутства

a) Загрејте уље у великом тигању на средњој ватри.

b) Додајте лук и веганску кобасицу, поклопите и динстајте 5 минута или док кобасица не порумени.

c) Убаците тофу, со, куркуму и бибер и промешајте да се сједини. Кувајте, повремено мешајући, док се течност не упије, око 10 минута.

d) Пробајте и прилагодите зачине по потреби, а затим послужите

4. Веганска овсена каша

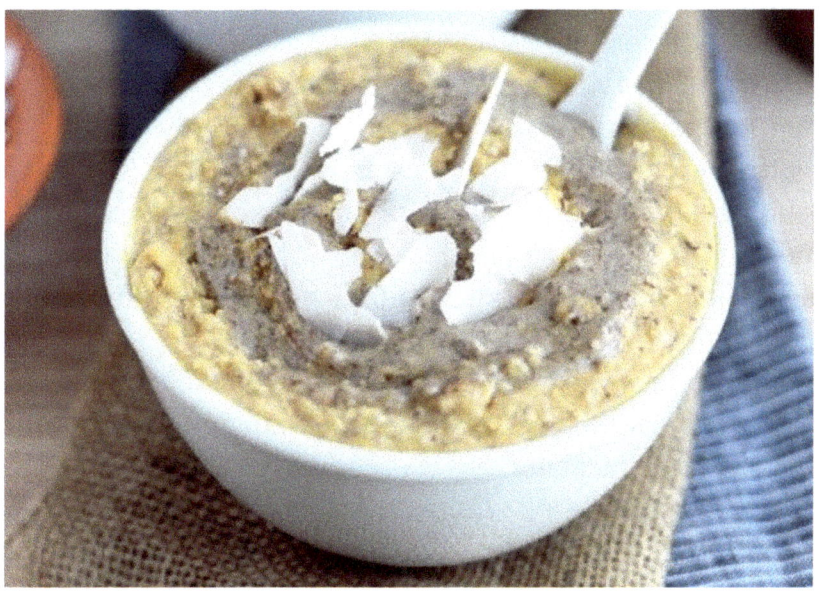

Чини 1

Састојци

- 2 кашике млевеног ланеног семена
- 2 кашике чиа семена
- 2 кашике незаслађеног исецканог кокоса
- 2 кашике гранулираног заслађивача по избору
- 1/2 шоље вреле воде
- 1/2 шоље хладног незаслађеног кокосовог млека

Упутства

a) Комбинујте суве састојке у малој посуди за мешање и добро промешајте.

b) Помешајте са пола шоље вреле воде, пазећи да смеса буде веома густа. Мешајте кокосово млеко док не добијете густу, кремасту 'овсену кашу'.

c) Послужите са жељеним додацима/миксевима.

5. Палачинке са путером од кикирикија

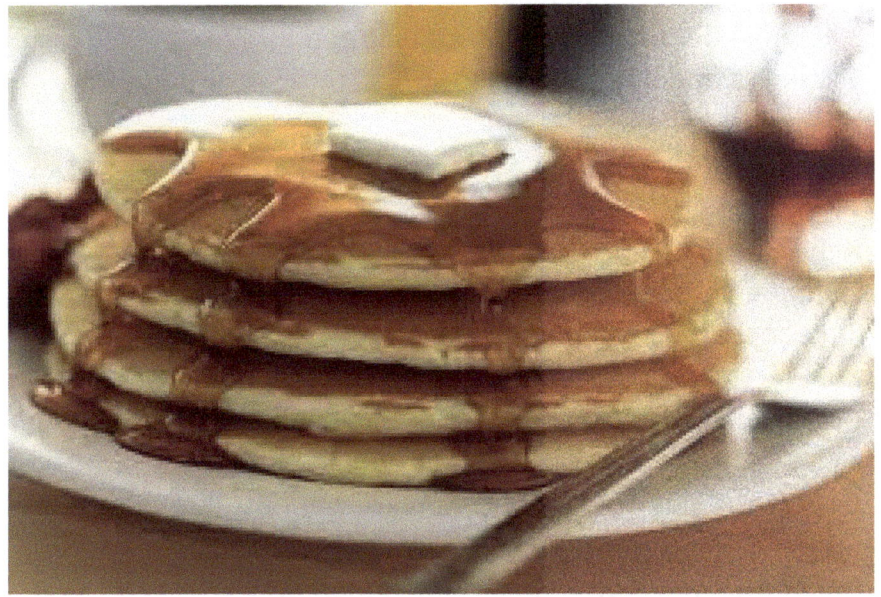

Чини 6

Састојци

- 1 ¼ шоље вишенаменског брашна
- 3 кашике белог гранулисаног шећера
- 1 кашика прашка за пециво
- ¼ кашичице соли
- 1 шоља сојиног млека
- 1 ланено јаје
- ¼ шоље путера од кикирикија
- ⅔ шоље веганског чоколадног чипса
- Кокосово уље, за пржење

Упутства

a)   Просејте брашно у посуду за мешање и додајте шећер, прашак за пециво и со.

b)   Додајте и умутите сојино млеко, ланено јаје и путер од кикирикија да се сједини.

c)   Последњу умешајте комадиће чоколаде.

d)   Скувајте четвртину шоље теста у тигању са мало кокосовог уља.

e)   Пеците сваку палачинку око 3 минута са обе стране, или док не порумени.

6. Палачинке од бруснице са сирупом

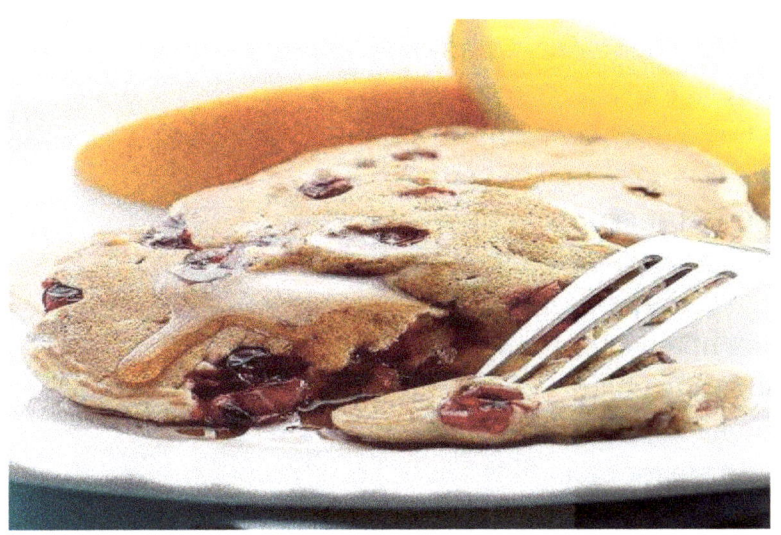

Прави 4 до 6 порција

Састојци
- 1 шоља кључале воде
- 1/2 шоље заслађених сушених брусница
- 1/2 шоље јаворовог сирупа
- 1/4 шоље свежег сока од поморанце
- 1/4 шоље сецкане поморанце
- 1 кашика веганског маргарина
- 11/2 шоље вишенаменског брашна
- 1 кашика шећера
- 1 кашика прашка за пециво
- 1/2 кашичице соли
- 1 1/2 шоље сојиног млека
- 1/4 шоље меког свиленог тофуа, оцеђеног
- 1 кашика уља репице или семена грожђа, плус још за пржење

Упутства

a)   Загрејте рерну на 225 степени Фаренхајта.

b)   Прелијте бруснице кључалом водом у базену отпорном на топлоту и оставите 10 минута да омекшају. Темељно исцедите воду и оставите је по страни.

c)   Помешајте јаворов сируп, сок од поморанџе, поморанџу и маргарин у малом лонцу и кувајте на лаганој ватри, непрестано мешајући да се маргарин растопи.

d)   Помешајте брашно, шећер, прашак за пециво и со у великој посуди за мешање.

e)   Помешајте сојино млеко, тофу и уље у процесору хране или блендеру док не постане глатка.

f)   Са неколико брзих потеза помешајте влажне састојке у осушене састојке. Убаците бруснице које су омекшале.

g)   Загрејте танак слој уља на решетки или великом тигању на средње јакој ватри. 1/4 шоље до 1/3 шоље теста треба сипати на врелу решетку.

h)   Кувајте 2 до 3 минута, или док се на површини не појаве мехурићи.

i)   Пеците док друга страна палачинке не порумени, још око 2 минута.

j)   Пржене палачинке ставите на посуду отпорну на топлоту и држите на топлом у рерни док завршите остатак серије. Послужите са наранџасто-јаворовим сирупом са стране.

7. Наранџасте палачинке од бундеве

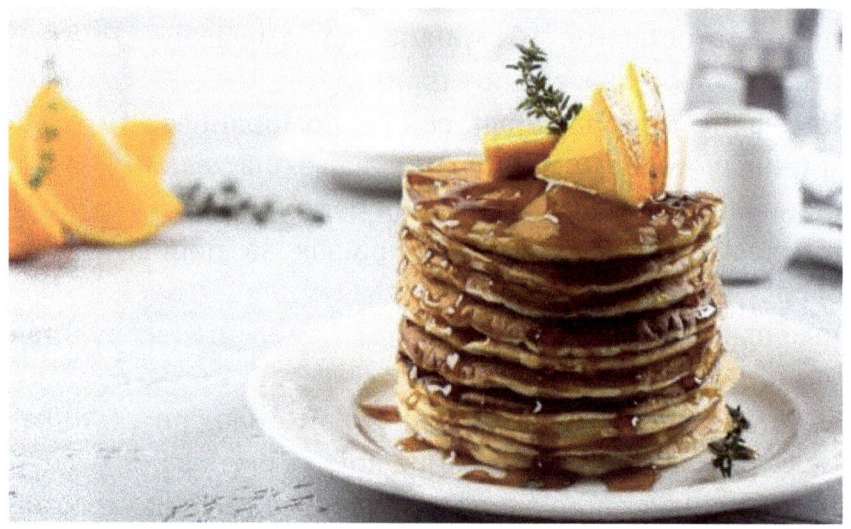

Чини 4

Састојци:
- 10 г млевеног ланеног брашна
- 45 мл воде
- 235 мл незаслађеног сојиног млека
- 15 мл лимуновог сока
- 60 г хељдиног брашна
- 60 г вишенаменског брашна
- 8 г прашка за пециво, без алуминијума
- 2 кашичице ситно рендане корице поморанџе
- 25 г белих чиа семенки
- 120 г органског пиреа од бундеве
- 30 мл отопљеног и охлађеног кокосовог уља
- 5 мл пасте од ваниле
- 30 мл чистог јаворовог сирупа

Упутства:

a) У малој чинији помешајте млевено ланено брашно и воду. Оставите на страну.

b) У средњој посуди за мешање помешајте бадемово млеко и јабуково сирће. Оставите на страну пет минута.

c) Помешајте брашно од хељде, вишенаменско брашно, прашак за пециво, корицу наранџе и чиа семенке у посебној великој посуди за мешање.

d) У смешу додајте бадемово млеко, пире од бундеве, кокосово уље, ванилију и јаворов сируп.

e) Мешајте све заједно док не добијете глатку смесу.

f) У великом тигању који се не лепи, растопите путер на средње јакој ватри. У тигањ нанесите малу количину кокосовог уља.

g) У шерпу сипајте 60 мл теста. Кувајте 1 минут, или док се на површини палачинке не појаве мехурићи.

h) Помоћу лопатице нежно подигните и окрените палачинку.

i) Кувајте још 1 1/2 минута.

8. Погачице од јавора од јагоде

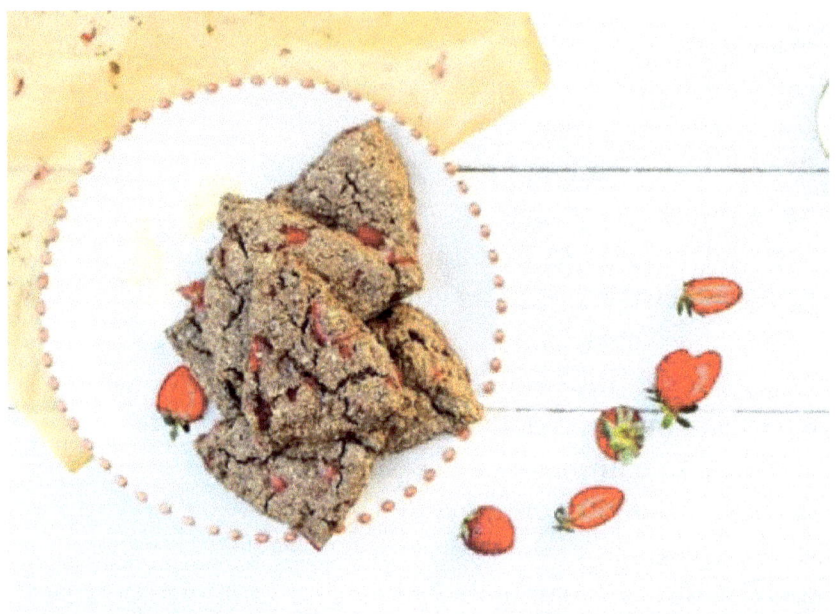

Чини 2

Састојци:

- 2 шоље овсеног брашна.
- 1/3 шоље бадемовог млека.
- 1 шоља јагода.
- Шака сушене рибизле.
- 5 кашика кокосовог уља.
- 5 кашика јаворовог сирупа.
- 1 кашика прашка за пециво.
- 1 1/2 кашичице екстракта ваниле.
- 1 кашичица цимета.
- 1/2 кашичице кардамома (опционо).
- Поспите со.

Упутства:

a) Додајте кокосово уље у овсено брашно и мешајте виљушком док се не формира мрвичасто тесто.

b) Додајте комадиће јагода и рибизле чим се охладе, а затим полако убаците све влажне састојке.

c) Формирајте круг од теста на плеху обложеном папиром за печење - требало би да буде дебљине око 1 инча.

d) Пеците 15-17 минута након резања на осам троугластих комада.

e) Послужите са џемом, медом или путером од ораха за посебну посластицу!

9. Скрамбле од тофуа од спанаћа

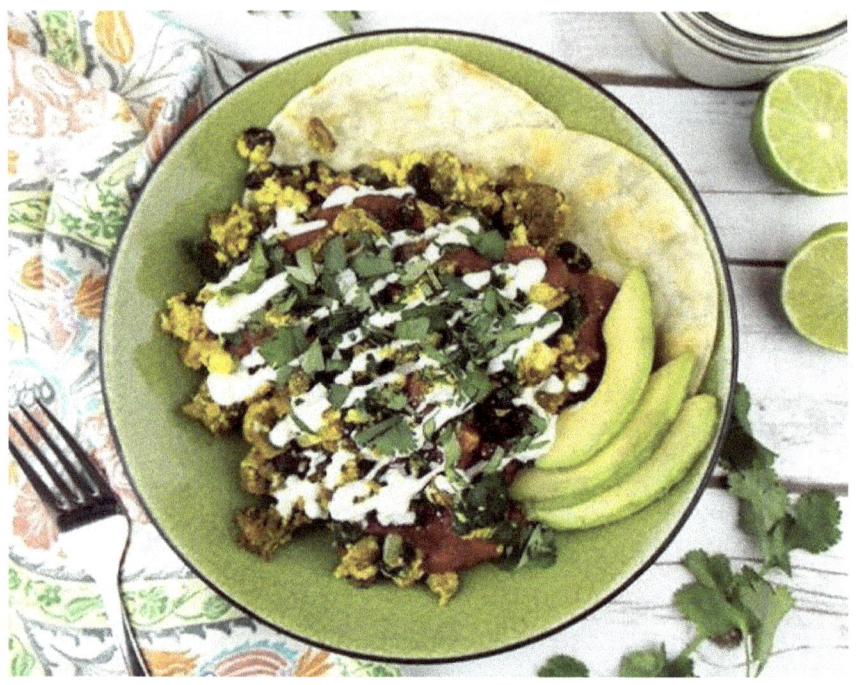

Чини 1

Састојци:

Павлака:

- 75 г сирових индијских орашчића, намочених преко ноћи
- 30 мл лимуновог сока
- 5 г нутритивног квасца
- 60 мл воде 1 добар прстохват соли

Тофу шлаг:

- 15 мл маслиновог уља
- 1 мали лук, исечен на коцкице
- 1 чешањ белог лука, млевен
- 400 чврстих тофуа, пресованих, измрвљених
- 1/2 кашичице млевеног кима
- 1/2 кашичице карија у праху
- 1/2 кашичице куркуме
- 2 парадајза, исецкана на коцкице
- 30 г беби спанаћа
- Соли по укусу

Упутства:

a)   У процесору за храну помешајте индијски орах, лимунов сок, нутритивни квасац, воду и со.

b)   Блендајте на високој температури 5-6 минута, или док не постане глатко и оставите по страни.

c)   У тигању загрејте маслиново уље за пециво од тофуа.

d)   Убаците лук и кувајте 5 минута на средње јакој ватри.

e)   Додајте бели лук и динстајте 1 минут уз стално мешање.

f)   Умешајте измрвљени тофу да га премаже уљем.

g)   Додајте кумин, кари и куркуму.

h)   Додајте парадајз и кувајте 2 минута.

i)   Додајте спанаћ и кувајте, непрестано мешајући, 1 минут или док потпуно не увене. Ставите тофу на тањир.

j)   Послужите са кашичицом павлаке на врху.

10. Амарант киноа каша

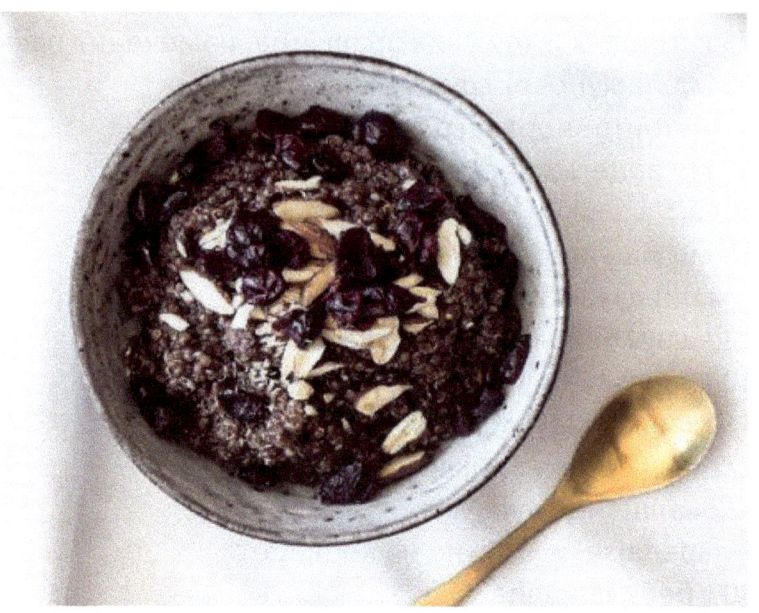

Чини 1

Састојци:

- 85 г киное
- 70 г амаранта.
- 460 мл воде
- 115 мл незаслађеног сојиног млека
- 1/2 кашичице пасте од ваниле
- 15 г бадемовог путера
- 30 мл чистог јаворовог сирупа
- 10 г сирових семенки бундеве
- 10 г семенки нара

Упутства:

a) Комбинујте киноу, амарант и воду у посуди за мешање.

b) На средње јакој ватри доведите до кључања.

c) Смањите топлоту на ниску и кувајте зрна 20 минута, редовно мешајући. Додајте млеко и јаворов сируп.

d) Кувајте 6-7 минута на лаганој ватри. Уклоните са ватре и умешајте бадемов путер и екстракт ваниле.

e) Украсите семенкама нара и семенкама бундеве.

11.   Мисо рамен

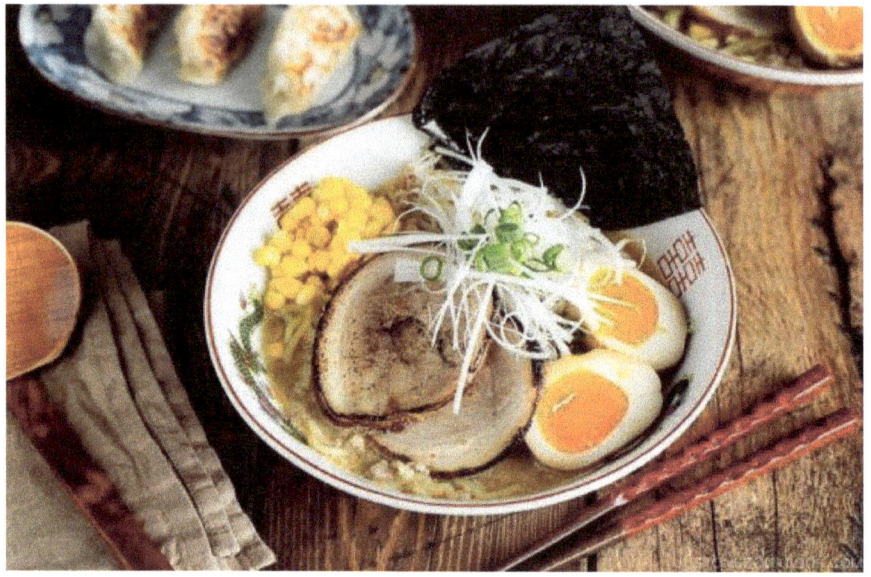

Састојци:

- 5 кашика мисо пасте.
- 2 кашике соја соса.
- 2 1/2 цм комад ђумбира, наренданог.
- 12 шитаке печурака.
- 225 г димљеног тофуа, исеченог на 4 дела.
- 2 кашике течног амино или тамари.
- 250 г соба резанаца.
- 16 класова беби кукуруза.
- 1 кашика биљног уља.
- 8 дете пак цхои.
- 200 г готових клица пасуља.
- 2 црвена чилија, ситно исечена на косо.
- 2 млада лука, пажљиво исечена на косо.
- 4 кашике хрскаве морске алге.
- 2 кашике црног сусама.
- 1 кашика сусамовог уља, за крај.

Упутства:

a) Ставите мисо, 1,5 литара воде, соја сос, ђумбир и шитаке у велики тигањ. Промешајте да се умеша мисо, а затим доведите до веома лаганог кључања. Наставите да крчкате 5 минута.

b) У међувремену, ставите димљени тофу у плитку чинију и прелијте преко течног амино. Окрените комаде тофуа да бисте били сигурни да су добро натопљени са обе стране.

c) Ставите посуду са сланом водом да проври. Додајте соба резанце, вратите да проври и кувајте док не омекша, око 5 минута.

d) Додајте кукуруз за децу у мисо супу и кувајте још 4 минута.

e) Загрејте уље у нелепљивом тигању на јакој ватри. Лагано ставите тофу у тигањ и пеците 2-3 минута са сваке стране док не порумени.

f) Чим су резанци кувани, оцедите их у цедиљку и исперите под хладном водом, а затим поделите у 4 чиније за сервирање. Укључите пак чои у мисо супу и ослободите се врућине.

12.   Тофу бурито

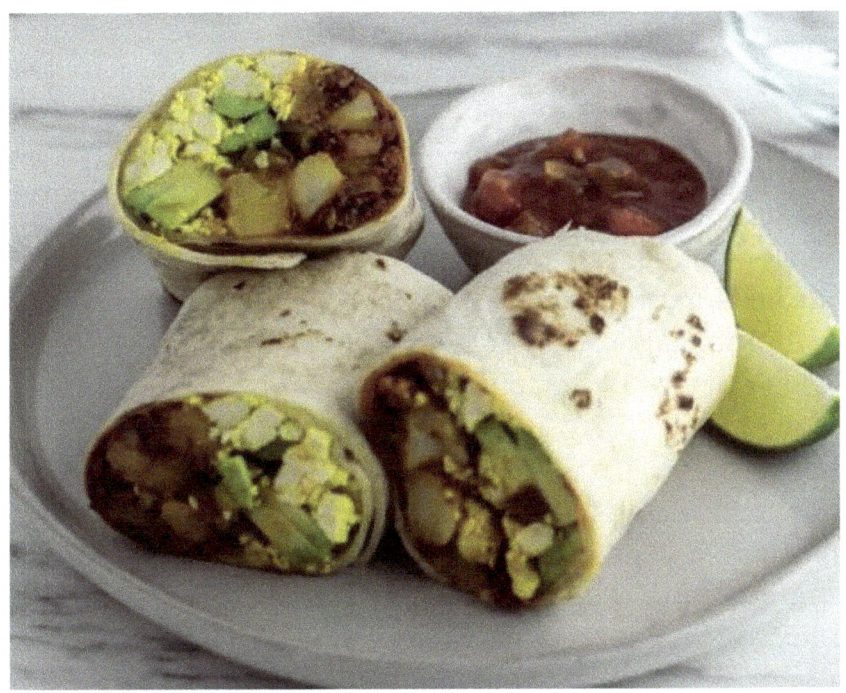

Састојци:
- 1 чврсти или екстра чврст тофу од 12 унци.
- 1 кашичица уља (или 1 кашика (15 мл) воде).
- 3 чена белог лука (млевено).
- 1 кашика хумуса (купованог у продавници или уради сам).
- 1/2 кашичице чили праха.
- 1/2 кашичице кима.
- 1 кашичица дијететског квасца.
- 1/4 кашичице морске соли.
- 1 прстохват кајенске паприке.
- 1/4 шоље млевеног першуна.
- поврће:

Упутства:

a) Загрејте рерну на 400 ° Ф (204 ° Ц) и обложите лим за печење папиром за печење.

b) Додајте кромпир и црвену паприку у плех, покапајте уљем (или водом) и зачинима и промешајте да се сједини. Пеците 15-22 минута или док виљушка не омекша и мало порумени. Укључите кељ у последњих 5 минута.

c) У међувремену, загрејте велики тигањ на средњој ватри. Чим се загреје, додајте уље (или воду), бели лук и тофу и динстајте 7-10 минута, често мешајући, да мало порумене.

d) У међувремену, у малу посуду за мешање убаците хумус, чили у праху, кумин, нутритивни квасац, со и кајенски чај (опционо). Наставите са додавањем воде све док се не формира течни сос. Додајте мешавину зачина у тофу и наставите да кувате на средњој ватри док благо не порумени - 3-5 минута.

e) Укључите издашне порције печеног поврћа, умућени тофу, авокадо, цилантро и мало салсе. Наставите док се не потроше сви украси - око 3-4 велика буритоса.

13.   Веганска протеинска плочица

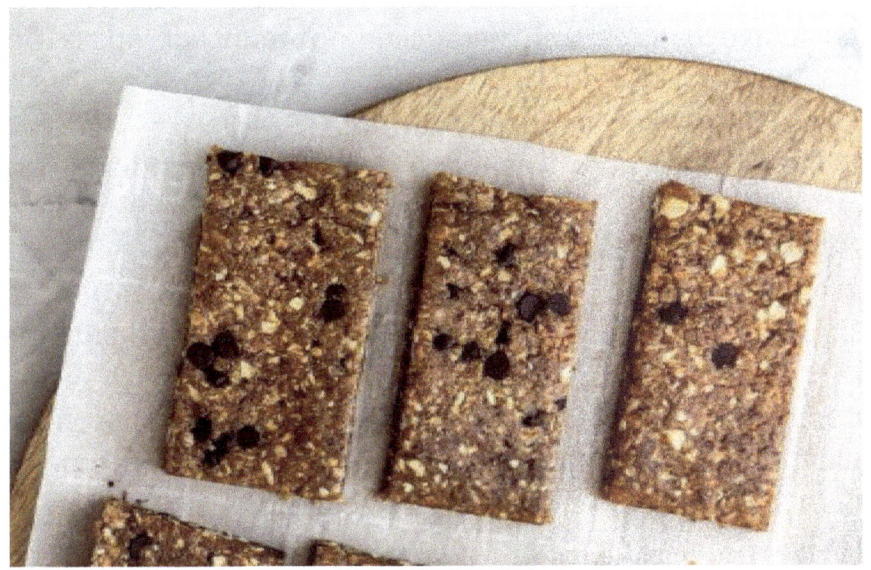

Састојци:
- 1/3 шоље амаранта (1 1/4 - 1 1/2 шоље је искочило како је написано оригинално јело).
- 3 кашике ваниле или веганског протеинског праха без укуса.
- 1 1/2 - 2 кашике јаворовог сирупа.
- 1 шоља кремасто сланог путера од кикирикија или бадема.
- 2-3 кашике отопљене тамне веганске чоколаде.

Упутства:

a) Загрејте велики лонац на средње јакој ватри. Додајте око 2-3 кашике амаранта одједном и одмах покријте.

b) Додајте путер од кикирикија или бадема и јаворов сируп у средњу посуду за мешање и промешајте да се интегришу. Затим додајте протеински прах и промешајте.

c) Укључујте мало по мало испуцани амарант док не добијете лабаву текстуру "теста". Мешајте дрвеном кашиком или рукама да се мешавина подједнако распрши.

d) Пребаците смешу у оброк за печење и притисните да се формира равномеран слој. Положите пергаментни папир или пластичну фолију на врх и користите предмет са равним дном као што је чаша за мерење течности да бисте гурнули и спаковали мешавину у равномеран, чврсто упакован слој.

e) Пребаците у замрзивач да се стегне 10-15 минута или док не постане чврст на додир. Подигните и исеците на девет шипки.

14.   Наранџасте палачинке од бундеве

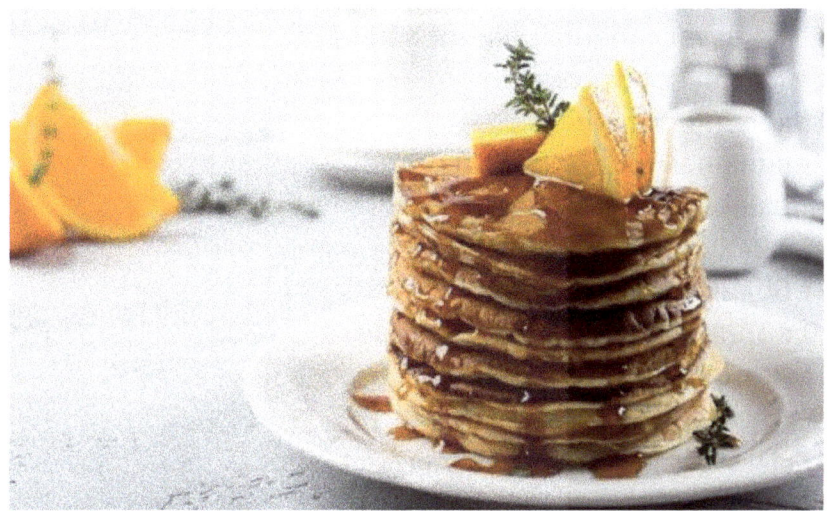

Састојци:

- 10 г млевеног ланеног брашна
- 45 мл воде
- 235 мл незаслађеног сојиног млека
- 15 мл лимуновог сока
- 60 г хељдиног брашна
- 60 г вишенаменског брашна
- 8 г прашка за пециво, без алуминијума
- 2 кашичице ситно рендане корице поморанџе
- 25 г белих чиа семенки
- 120 г органског пиреа од бундеве
- 30 мл отопљеног и охлађеног кокосовог уља
- 5 мл пасте од ваниле
- 30 мл чистог јаворовог сирупа

Упутства:

a) Помешајте млевено ланено брашно са водом у малој посуди. Оставите на страну 10 минута. Комбинујте бадемово млеко и сирће од јабуковаче у средњој посуди. Оставите на страну 5 минута.

b) У посебној великој посуди помешајте хељдино брашно, вишенаменско брашно, прашак за пециво, корицу наранџе и чиа семенке.

c) Сипајте бадемово млеко, заједно са пиреом од бундеве, кокосовим уљем, ванилијом и јаворовим сирупом.

d) Мешајте заједно док не добијете глатко тесто.

e) Загрејте велики тигањ који се не лепи на средње јакој ватри. Нежно премажите тигањ мало кокосовог уља.

f) Сипајте 60 мл теста у тигањ. Кувајте палачинку 1 минут, или док се на површини не појаве мехурићи.

g) Нежно подигните палачинку лопатицом и окрените.

h) Кувајте још 1 1/2 минута. Ставите палачинку на тањир. Поновите са преосталим тестом.

15. Слатки кромпир и воће

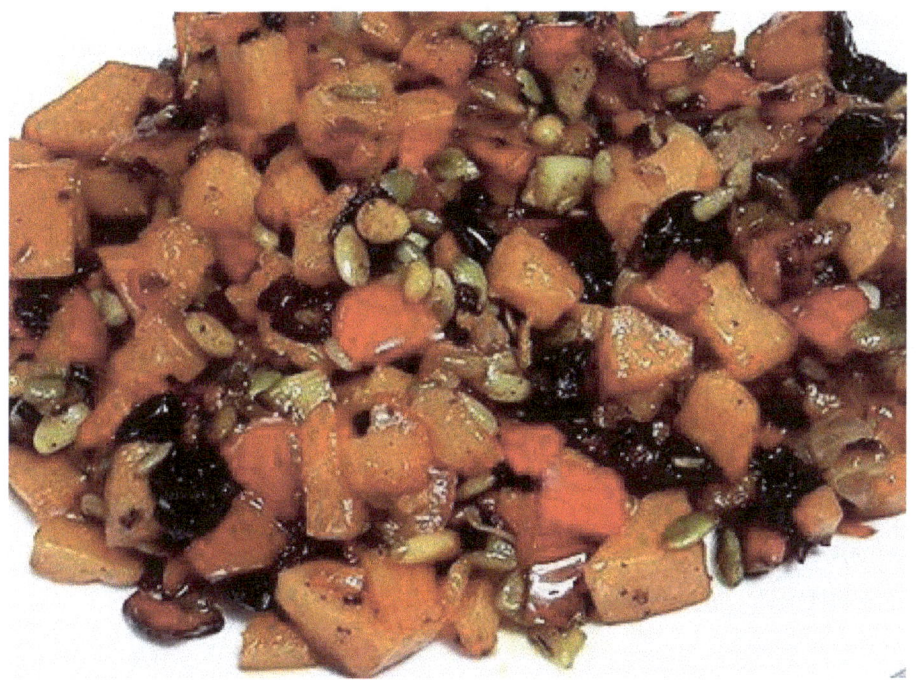

Састојци:
- 1 прелив од слатког кромпира.
- 60 г органског путера од кикирикија.
- 30 мл чистог јаворовог сирупа.
- 4 суве кајсије, нарезане.
- 30 г свежих малина.

Упутства:

a) Огулите и исеците слатки кромпир на кришке дебљине 1/2 цм.

b) Ставите кришке кромпира у тостер на високој температури 5 минута. Препеците свој слатки кромпир ДВАпут.

c) Ређајте кришке слатког кромпира на тањир.

d) Премажите путер од кикирикија преко кришки слатког кромпира.

e) Прелијте јаворов сируп преко путера. Сваку кришку прелијте једнаком количином исечених кајсија и малина. Послужите.

16. Палачинке од киселог теста од бундеве

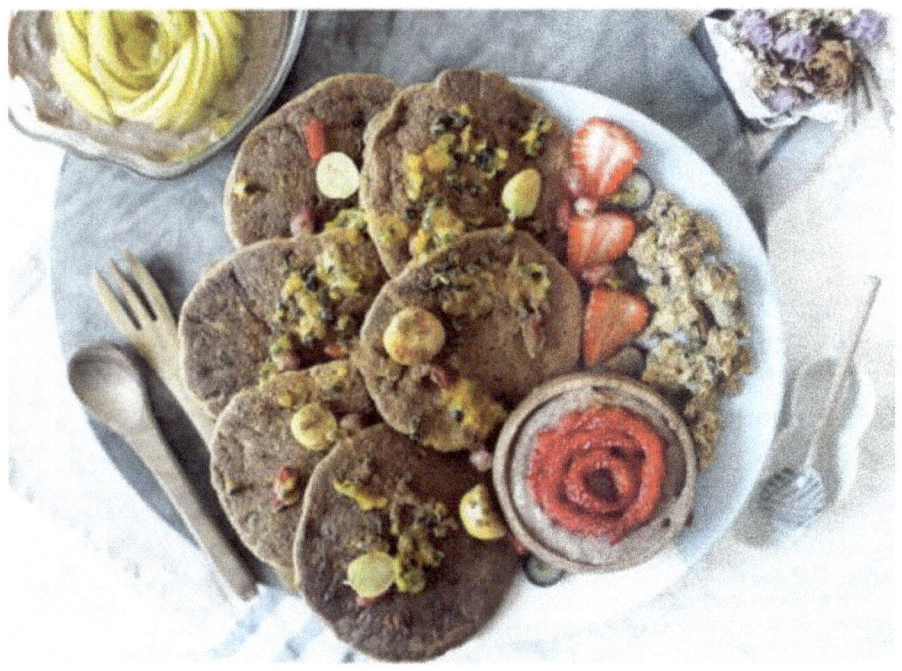

Сунђер за ноћ:
- 1/4 шоље стартера за кисело тесто без глутена.
- 1/4 шоље пиреа од бундеве.
- 1/2 шоље брашна од сланутка (или било ког другог безглутенског брашна).
- 1/2 шоље бадемовог млека.
- 1-2 кашике јаворовог сирупа.

Ујутру:
- 1 ланено јаје (1 кашика млевеног ланеног семена + 3 кашике воде).
- 1 кашичица зачина за бундеву.
- 1 кашичица цимета.
- 1/2 кашичице куркуме.
- 1/4 шоље сирових какао зрна (или чоколадних чипса који нису дневни).
- Прегршт исечених ораха пекана (опционо, али се изузетно препоручује!).
- 1/2 кашичице соде бикарбоне.
- 1 кашичица прашка за пециво.

Упутства:

a) Ноћ пре прављења палачинки, ставите састојке за сунђер преко ноћи у нереактивну чинију. Добро промешајте, покријте пластичном фолијом и оставите да одстоји преко ноћи.

b) Ујутро, пре него што направите палачинке, додајте све остале састојке (осим прашка за пециво и соде бикарбоне) у сунђер преко ноћи. Добро промешати.

c) Загрејте тигањ на средњој ватри.

d) Додајте соду бикарбону и прашак за пециво у тесто и пажљиво их умешајте.

e) Ставите 1/4 шоље теста на тигањ за сваку палачинку и пржите док не видите да се на површини палачинки формирају мехурићи и да се ивице осуше.

17. <u>Погачице од јавора од јагоде</u>

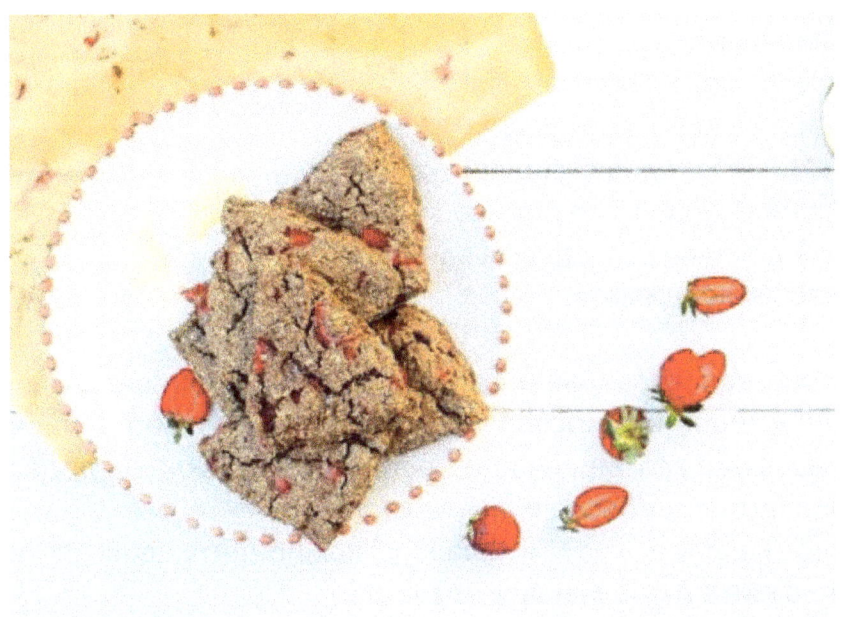

Састојци:
- 2 шоље овсеног брашна.
- 1/3 шоље бадемовог млека.
- 1 шоља јагода.
- Шака сушене рибизле.
- 5 кашика кокосовог уља.
- 5 кашика јаворовог сирупа.
- 1 кашика прашка за пециво.
- 1 1/2 кашичице екстракта ваниле.
- 1 кашичица цимета.

Упутства:

a) Укључите кокосово уље и резачем за пециво или виљушком исеците и умешајте кокосово уље у мешавину овсеног брашна док се не формира мрвичасто тесто. Чим се охлади додати комадиће јагоде, рибизле и мокре састојке.

b) Полако мешајте суву и влажну компоненту док се не сједине - пазите да не мешате превише.

c) На плеху обложеном папиром за печење формирајте круг од теста - мора да буде дебљине 1 инч. Исеците на осам троугластих комада и пеците 15-17 минута. Одушевите се џемом, мало меда или путера од орашастих плодова!

18.   Скрамбле од тофуа од спанаћа

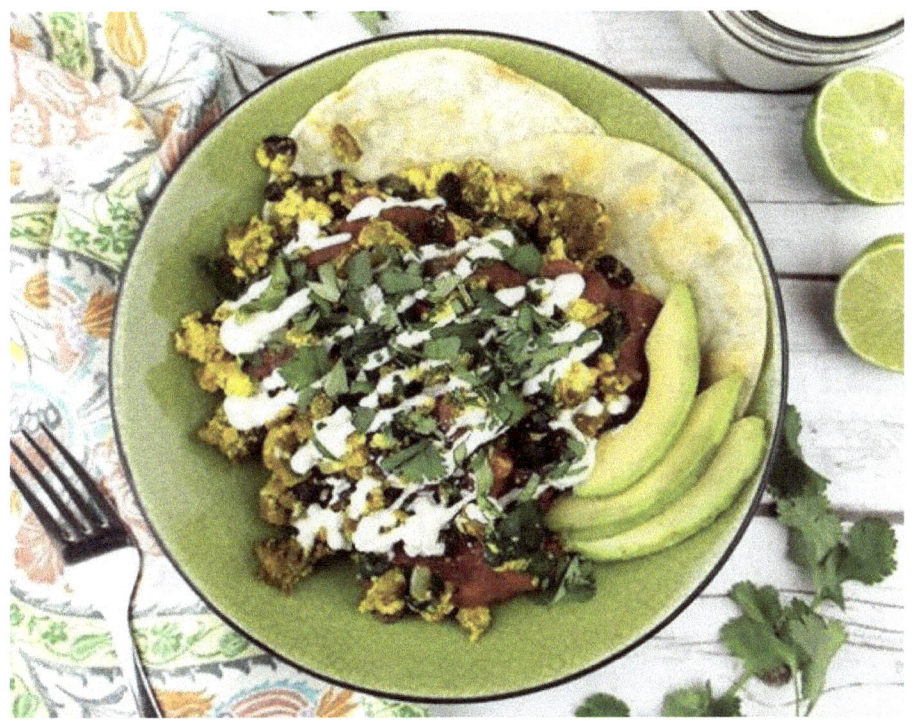

Павлака:

- 75 г сирових индијских орашчића, намочених преко ноћи,
- 30 мл лимуновог сока,
- 5 г нутритивног квасца,
- 60 мл воде 1 добар прстохват соли,

Тофу шлаг:

- 15 мл маслиновог уља.
- 1 мали лук, исечен на коцкице.
- 1 чешањ белог лука, млевен.
- 400 чврстих тофуа, пресованих, измрвљених.
- 1/2 кашичице млевеног кима.
- 1/2 кашичице карија у праху.
- 1/2 кашичице куркуме.
- 2 парадајза, исецкана на коцкице.
- 30 г беби спанаћа
- Соли по укусу.

Упутства:

a) Направите киселу павлаку од индијских орашчића; исперите и оцедите натопљене индијске орахе.

b) Ставите индијски орах, лимунов сок, нутритивни квасац, воду и со у процесор хране.

c) Блендајте на високој температури док не постане глатка, 5-6 минута.

d) Пребаците у посуду и ставите на страну. Направи тофу сцрамбле; загрејте маслиново уље у тигању.

e) Додајте лук и кувајте 5 минута на средње јакој температури.

f) Додајте бели лук и кувајте мешајући 1 минут.

g) Додајте измрвљени тофу и промешајте да се премаже уљем.

h) Додајте кумин, кари и куркуму. Кувајте тофу 2 минута.

i) Додајте парадајз и кувајте 2 минута.

j) Додајте спанаћ и кувајте, мешајући док потпуно не увене, око 1 минут. Пребаците тофу на тањир.

k) Прелијте павлаком и послужите.

19. Преко ноћи цхиа зоб

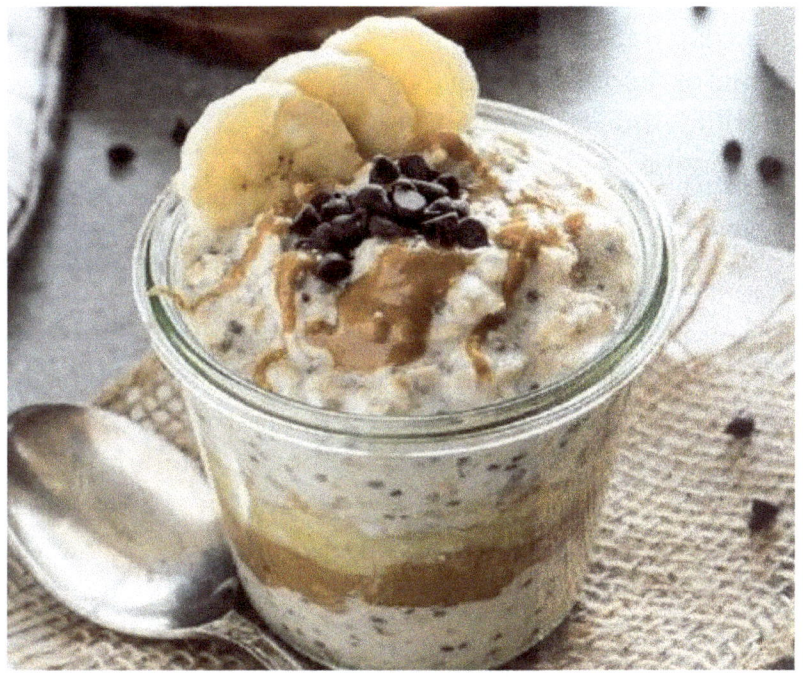

Састојци:
- 470 мл пуномасног сојиног млека.
- 90 г старомодног ваљаног зоби.
- 40 г чиа семена.
- 15 мл чистог јаворовог сирупа.
- 25 г здробљених пистација.
- Џем од купина

Упутства:

a)   Направите зоб; у великој посуди помешајте сојино млеко, зоб, чиа семенке и јаворов сируп.

b)   Покријте и ставите у фрижидер преко ноћи.

c)   Направите џем; помешајте купине, јаворов сируп и воду у шерпи. Крчкајте на средњој ватри 10 минута.

d)   Додајте чиа семенке и динстајте купине 10 минута.

e)   Уклоните са ватре и умешајте лимунов сок. Купине изгњечите виљушком и оставите да се охладе.

f)   Ассембле; поделите овсене пахуљице у четири чиније за сервирање.

g)   Прелијте сваку чинију џемом од купина.

h)   Пре сервирања поспите пистаћима.

20. Амарант киноа каша

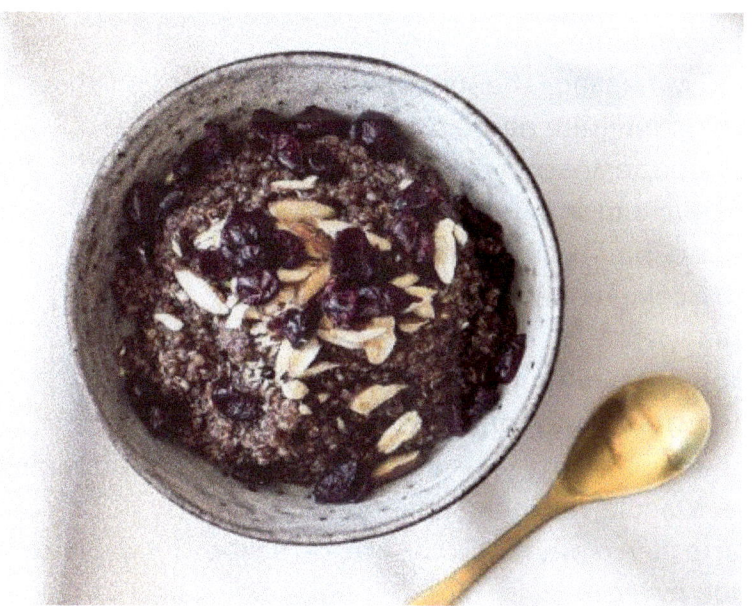

Састојци:

- 85 г киное.
- 70 г амаранта.
- 460 мл воде.
- 115 мл незаслађеног сојиног млека.
- 1/2 кашичице пасте од ваниле.
- 15 г бадемовог путера.
- 30 мл чистог јаворовог сирупа.
- 10 г сирових семенки бундеве.
- 10 г семенки нара.

Упутства:

a) Комбинујте квиноју, амарант и воду.

b) Доведите до кључања на средње јакој ватри.

c) Смањите топлоту и кувајте зрна, повремено мешајући, 20 минута. Умешајте млеко и јаворов сируп.

d) Кухајте 6-7 минута. Склоните са ватре и умешајте ванилу и бадемов путер.

e) Оставите смешу да одстоји 5 минута.

f) Поделити кашу између две чиније.

g) Прелијте семенкама бундеве и семенкама нара.

21.   Мафини од какао сочива

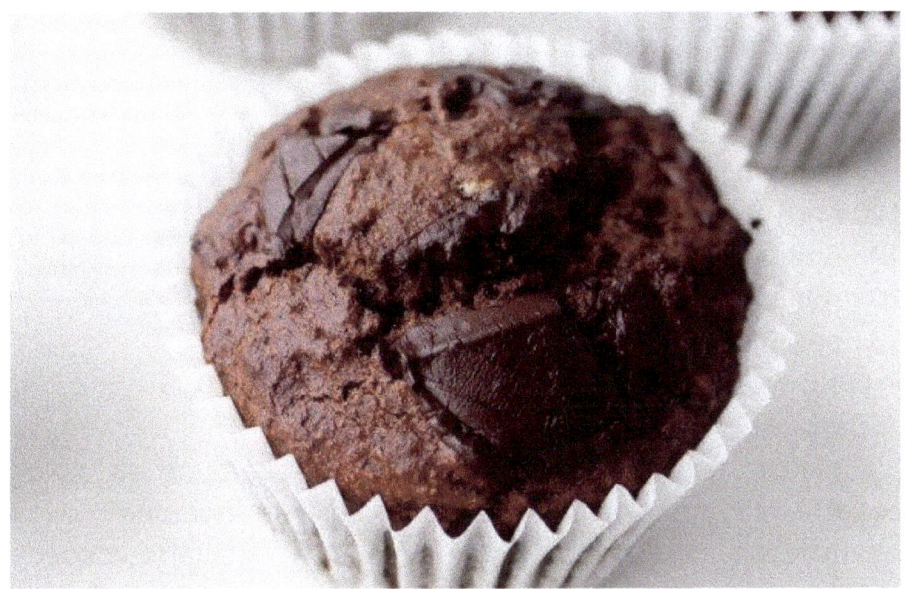

Састојци:
- 195 г куваног црвеног сочива.
- 50 мл растопљеног кокосовог уља.
- 45 мл чистог јаворовог сирупа.
- 60 мл незаслађеног бадемовог млека.
- 60 мл воде.
- 60 г сировог какао праха.
- 120 г интегралног пшеничног брашна.
- 20 г брашна од кикирикија.
- 10 г прашка за пециво
- 70 г веганских чоколадних чипса.

Упутства:
a)   Загрејте рерну на 200 ° Ц/400 ° Ф.
b)   Ставите кувано црвено сочиво у блендер за храну. Блендајте на високој температури док не постане глатко. Пребаците пире од сочива у велику чинију. Умешајте кокосово уље, јаворов сируп, бадемово млеко и воду.
c)   У посебној посуди умутите какао прах, интегрално брашно, брашно од кикирикија и прашак за пециво.
d)   Убаците течне састојке и мешајте док се не сједине.
e)   Додајте комадиће чоколаде и мешајте док се не уклопе.
f)   Поделите тесто на 12 папирних кутија.
g)   Пеците мафине 15 минута.

22. Палачинке од сланутка са печуркама

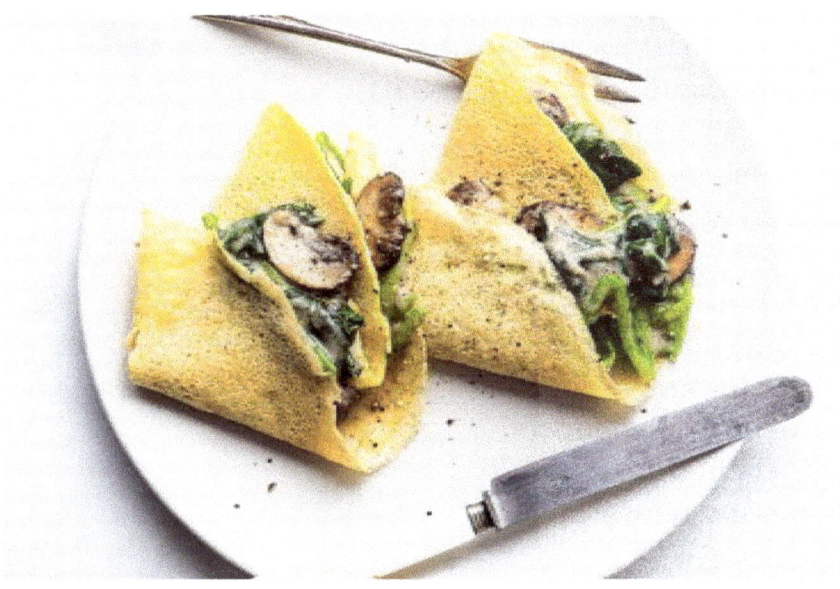

Састојци

Палачинке:

- 140 г брашна од сланутка.
- 30 г брашна од кикирикија.
- 5 г нутритивног квасца.
- 5 г карија у праху.
- 350 мл воде.
- Соли по укусу.

Пуњење:

- 10 мл маслиновог уља.
- 4 капице портобело печурака, танко исечене.
- 1 лук, танко нарезан.
- 30 г беби спанаћа.
- Сол, и бибер, по укусу.
- вегански мајонез:

Упутства:

a) Направите мајонез

b) Мутите ручним миксером 30 секунди.

c) Поставите миксер на највећу брзину. Прелијте уљем авокада и мутите 10 минута или док не добијете смесу која подсећа на мајонез.

d) Зачините сољу и ставите у фрижидер 1 сат.

e) Направите палачинке; помешајте брашно од сланутка, брашно од кикирикија, нутритивни квасац, кари прах, воду и со по укусу у блендеру за храну.

f) Загрејте велики тигањ који се не лепи на средње јакој ватри. Попрскајте тигањ са мало уља за кување.

g) Сипајте 1/4 шоље теста у тигањ и вртложним покретима распоредите тесто по целом дну тигања.

h) Пеците палачинку 1 минут по страни. Ставите креп на тањир и држите га на топлом.

i) Направите пуњење; загрејте маслиново уље у тигању на средње јакој ватри.

j) Додајте печурке и лук и кувајте 6-8 минута.

k) Додајте спанаћ и мешајте док не увене, 1 минут.

l) Зачините сољу и бибером и пребаците у велику чинију.

m) Пресавијте припремљени вегански мајонез.

23.   Тостови од слатког кромпира

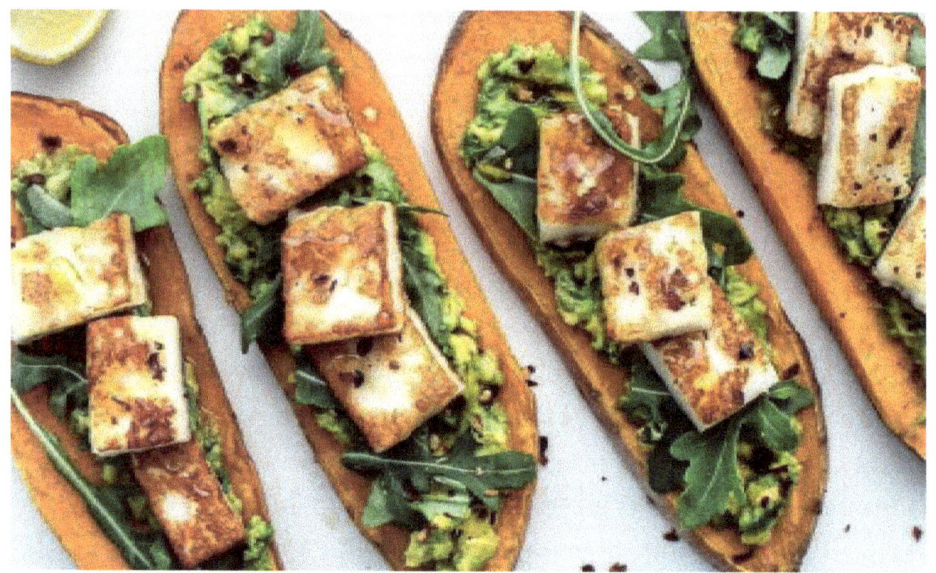

Састојци:

- 2 велика слатка кромпира, нарезана на.
- 1/4 инча дебеле кришке.
- 1 кашика уља авокада.
- 1 кашичица соли 1/2 шоље гвакамола.
- 1/2 шоље парадајза, нарезаног.

Упутства:

a)   Загрејте рерну на 425 ° Ф.

b)   Покријте лим за печење пергамент папиром.

c)   Кришке кромпира натрљајте уљем и сољу и ставите на плех. Пеците 5 минута у рерни, а затим окрените и поново пеците 5 минута.

d)   Прелијте печене кришке гвакамолом и парадајзом.

ГРИЦКАЛИЦЕ

24. Зелени протеински лонац за ужину

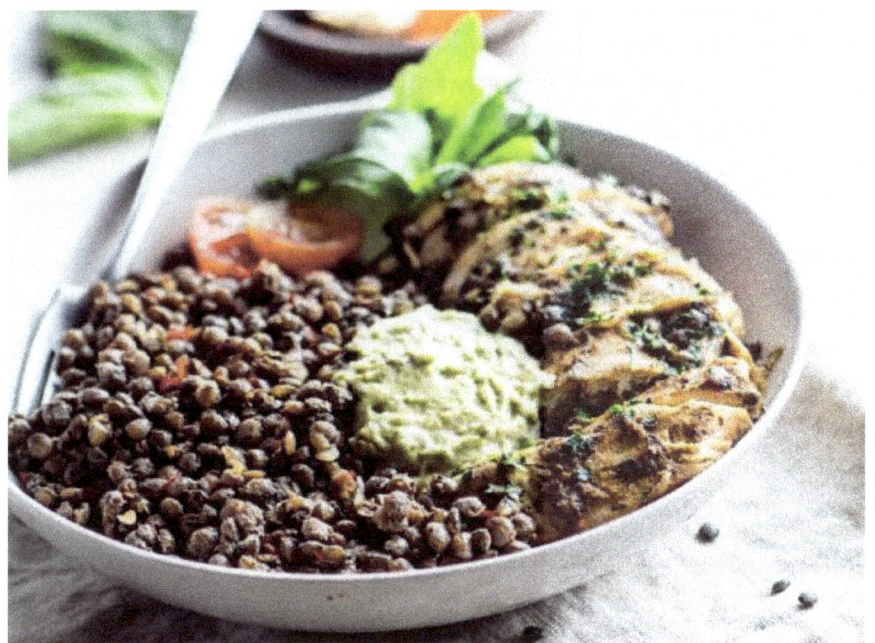

Састојци:
- 8 оз. пасуљ едамаме, смрзнут.
- 8 оз. грашак, смрзнут.
- 4 кашике сусама.
- 4 кашике соја соса (мало натријума).
- Чили сос по жељи, по укусу.
- Цилантро, опционо.

Упутства:

a) Ставите смрзнути грашак и едамаме у посуду за микроталасну пећницу. Убаците прскање воде и одмрзните у микроталасној пећници око 30 секунди тако да дође до собне температуре.

b) У малу посуду, лонац или посуду ставите семе заједно са грашком и пасуљем.

c) Промешајте соја сос, чили и цилантро пре јела. Уживати!

25. Киноа мафин гризе

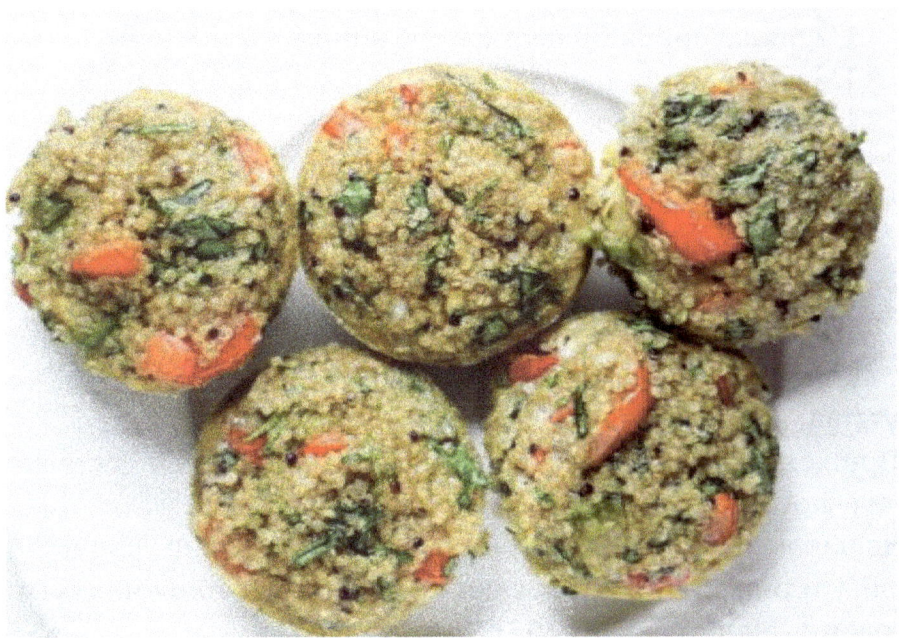

Састојци:
- 1 1/2 шоље припремљене киное.
- 2 јаја, умућена.
- 1/2 шоље пиреа од слатког кромпира.
- 1/2 шоље црног пасуља.
- 1 кашика сецканог цилантра.
- 1 кашичица кима.
- 1 кашичица паприке.
- 1/2 кашичице белог лука у праху.
- 1/2 кашичице соли.
- 1/8 кашичице црног бибера.
- Спреј за кување.

Упутства:

a) Претходно загрејте рерну на 350° Ф. Додајте све састојке у велику посуду и мешајте док се све не интегрише.

b) Кашиком сипајте смесу у калупе за мафине користећи кашику и тапкајте по врху сваке од њих. Пеците док не скувате и држите заједно око 15-20 минута.

26.   Веганске протеинске плочице

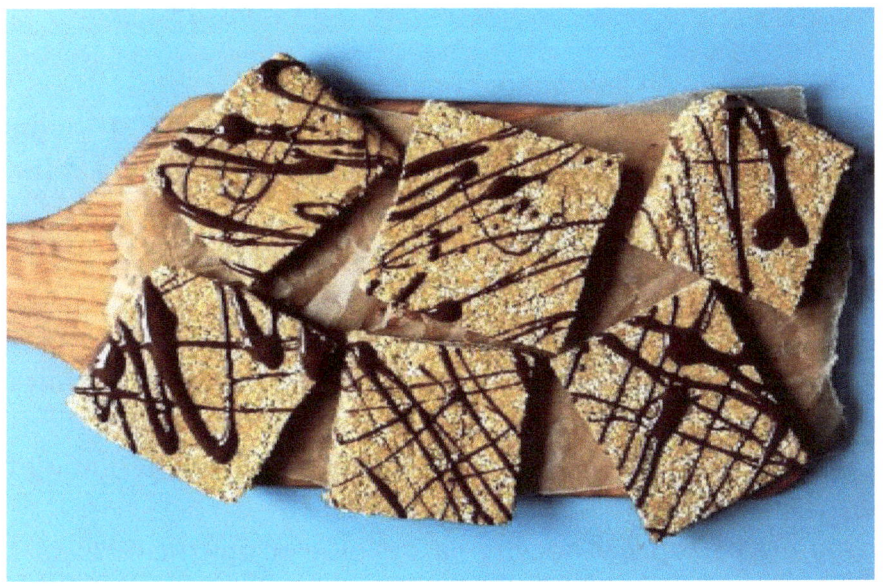

Састојци:
- 1/3 шоље амаранта.
- 3 кашике ваниле или веганског протеинског праха без укуса.
- 1 1/2-2 кашике јаворовог сирупа.
- (Ако је осетљив на орашасте плодове), 1 шоља баршунасто сланог путера од кикирикија или бадема (или путера од сунца).
- 2-3 кашике отопљене тамне веганске чоколаде.

Упутства:

a) Додајте путер од кикирикија или бадема и јаворов сируп у средњу посуду за мешање и промешајте. Додајте протеински прах и промешајте.

b) Укључујте мало по мало испуцани амарант док не добијете лабаву текстуру "теста".

c) Пребаците смешу у посуду за печење и притисните да се формира равномеран слој. Положите пергаментни папир или пластичну фолију на врх и користите ствари са равним дном као што је чаша за мерење течности да притиснете и убаците смешу у равномеран, чврсто набијен слој.

d) Пребаците у замрзивач да се стегне 10-15 минута или док друштво не буде на додир. Затим подигните и исеците на 9 шипки.

e) Они постају мало мекани на собној температури, па их чувајте у фрижидеру или замрзивачу.

27. ПБ и J Енерги гризе

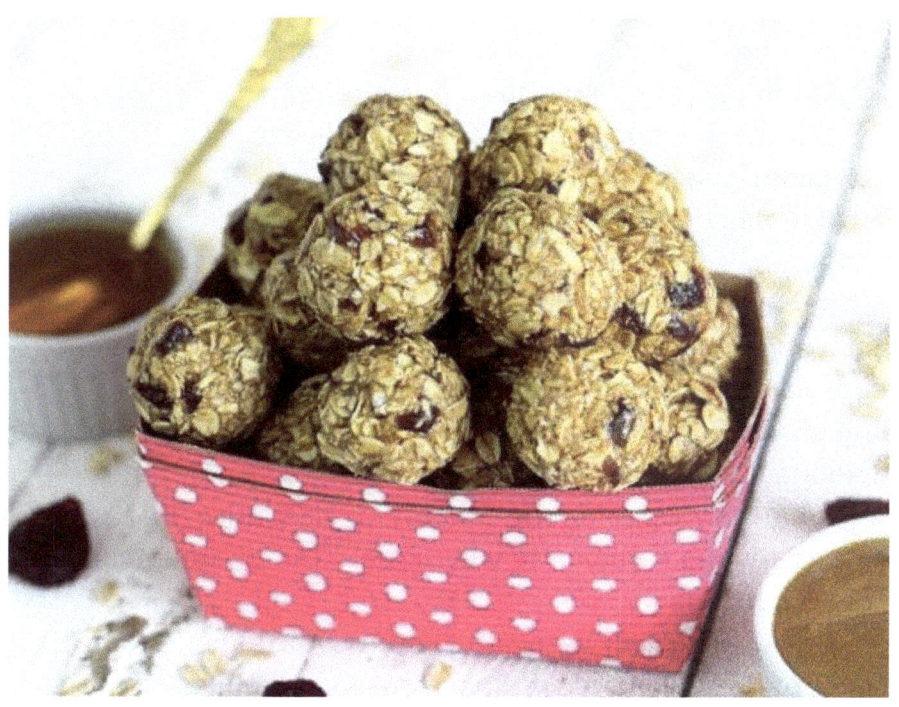

Састојци:

- 1/2 шоље баршунасто сланог путера од кикирикија.
- 1/4 шоље јаворовог сирупа.
- 2 кашике веганског протеинског праха.
- 1 1/4 шоље ваљаних зоби без глутена.
- 2 1/2 кашике оброка од ланеног семена.
- 2 кашике чиа семена.
- 1/4 шоље сувог воћа.

Упутства:

a)   У велику посуду за мешање ставите путер од кикирикија, јаворов сируп и протеински прах, ваљани зоб, брашно од ланеног семена, чиа семенке и сушено воће по жељи. Ако је превише суво/мрвичасто, укључите више путера од кикирикија или јаворовог сирупа.

b)   Охладите у фрижидеру 5 минута. Извадите 1 1/2 супене кашике количине и уваљајте у куглице. "Тесто" мора да добије око 13-14 лоптица.

c)   Одмах уживајте и чувајте добро затворене остатке у фрижидеру 1 недељу или у замрзивачу отприлике 1 месец.

28. Хумус од печене шаргарепе

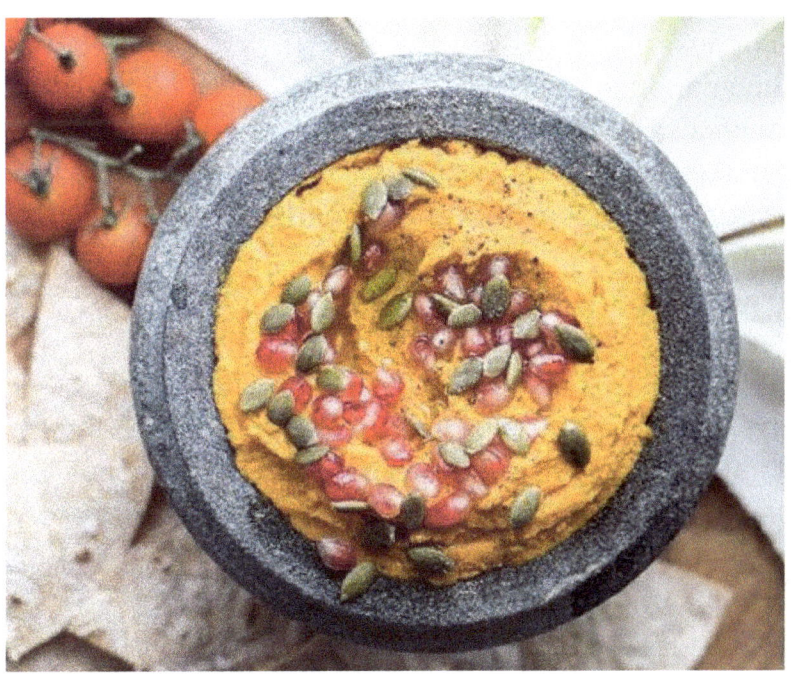

Састојци:
- 1 конзерва сланутка, испрана и оцеђена.
- 3 шаргарепе.
- 1 чен белог лука.
- 1 кашичица паприке.
- 1 пуна кашика тахинија.
- Сок од 1 лимуна
- 2 кашике додатног девичанског маслиновог уља.
- 6 кашика воде.
- 1/2 кашичице кима у праху.
- Соли по укусу.

Упутства:

a)   Загрејте рерну на 400° Ф. Оперите и огулите шаргарепу и исеците је на ситно, ставите у плех са мало маслиновог уља, прстохватом соли и пола кашичице паприке. Пеците око 35 минута док шаргарепа не омекша.

b)   Извадите их из рерне и оставите да се охладе.

c)   Док се охладе припремите хумус: леблебије добро оперите и оцедите и ставите у млин са остатком активних састојака и поступак док не видите добро сједињену смесу. Затим додајте шаргарепу и бели лук и поновите поступак!

29. Пуффед киноа бар

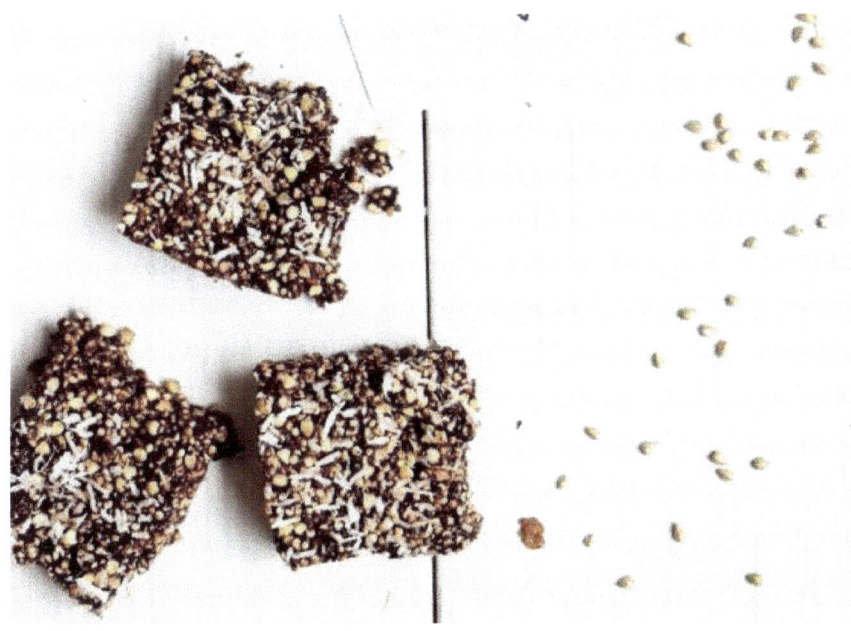

Састојци:
- 3 кашике кокосовог уља.
- 1/2 шоље сировог какао праха.
- 1/3 шоље јаворовог сирупа.
- 1 кашика тахинија
- 1 кашичица цимета.
- 1 кашичица ваниле у праху.
- Морска со.

Упутства:

а) У малом тигању на средње ниској ватри истопите кокосово уље, сирови какао, тахини, цимет, јаворово море, сируп и со од ваниле заједно док не добијете гушћу чоколадну мешавину.

b) Преко испуцане киное ставите чоколадни сос и добро промешајте. Убаците велику кашику чоколадних хрскавица у мале чаше за печење.

c) Ставите их у замрзивач на најмање 20 минута да се стегну. Чувајте у замрзивачу и уживајте!

30. <u>Колачићи са комадима чоколаде</u>

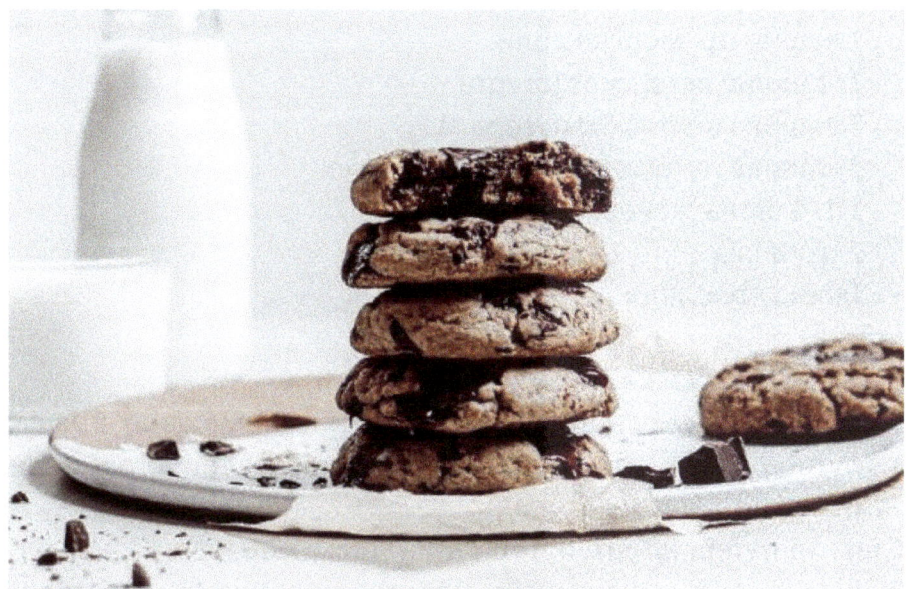

Састојци:
- 2 шоље вишенаменског брашна без глутена.
- 1 кашичица соде бикарбоне.
- 1 кашичица морске соли.
- 1/4 шоље веганског јогурта.
- 7 кашика веганског путера.
- 3 кашике путера од индијског ораха
- 1 1/4 шоље кокосовог шећера.
- 2 цхиа јаја.
- Тамна чоколада

Упутства:

a) Загрејте рерну на 375 ° Ф

b) У посуди за мешање средње величине помешајте брашно без глутена, со и соду бикарбону. Оставите по страни док отопите путер.

c) Ставите путер, јогурт, путер од индијских орашчића, кокосов шећер у чинију и користећи сталак за мешање или ручни миксер, миксајте неколико минута док се не сједине.

d) Укључите цхиа јаја и добро промешајте.

e) Укључите брашно у мешавину чиа јаја и миксајте на ниској температури док се не интегрише.

f) Пресавијте комадиће чоколаде.

g) Ставите тесто у фрижидер да се стегне 30 минута.

h) Извадите тесто из фрижидера и оставите да се спусти на собну температуру, око 10 минута, и обложите плех за колаче папиром за печење.

i) Рукама извуците 1 1/2 кашике теста за колачиће на пергамент папир. Оставите мало простора између сваког колачића.

j) Пеците колачиће 9-11 минута. Делигхт ин!

31.   Ољуштени едамаме дип

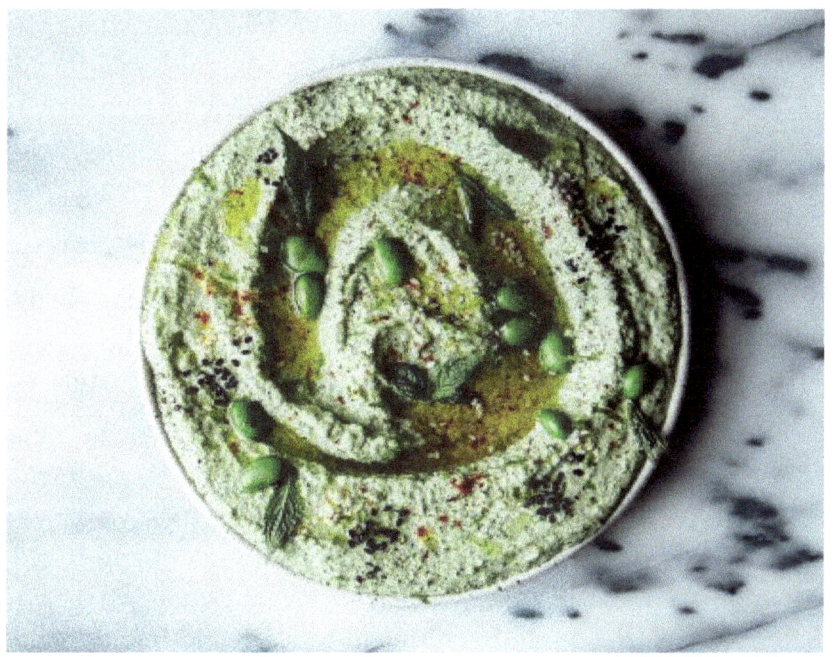

Састојци:
- 1/2 шоље исеченог црвеног лука.
- Сок од 1 лимете.
- Морска со.
- Шака цилантра.
- Парадајз исечен на коцкице (опционо).
- Чили пахуљице.

Упутства:
a) Само пулсирајте лук у блендеру неколико секунди. Затим додајте остатак активних састојака и пулсирајте док се едамам не помеша у велике порције.

b) Уживајте као намаз на тосту, за сендвич, као дип или као песто сос!

32. Матцха индијски орах

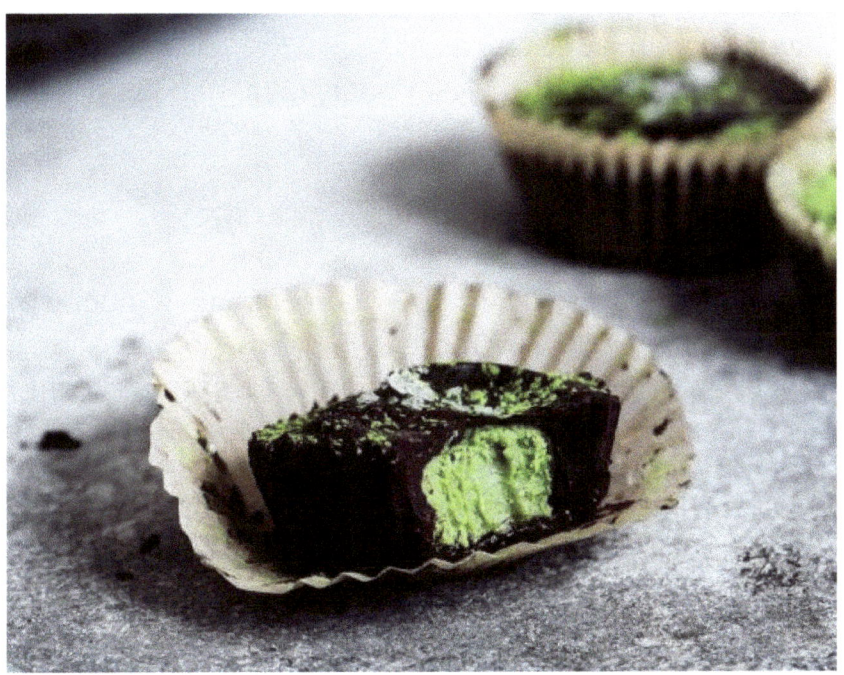

Састојци:
- 2/3 шоље какао путера.
- 3/4 шоље какао праха.
- 1/3 шоље јаворовог сирупа.
- 1/2 шоље путера од индијског орашчића, или било ког по жељи.
- 2 кашичице матцха праха.
- Морска со.

Упутства:

a) Напуните малу посуду са 1/3 шоље воде и поставите посуду на врх, покривајући посуду. Када се посуда загреје, растопите какао путер унутар посуде. Када се отопи, склоните са ватре и умешајте јаворов сируп и какао прах неколико минута док се чоколада не згусне.

b) Користећи држач за колаче средње величине, напуните доњи слој великодушном кашиком чоколадне мешавине.

c) Замрзните 15 минута да се стегне.

d) Извадите смрзнуту чоколаду из замрзивача и ставите 1 кашику теста од путера од меча/индијских орашчића на врх замрзнутог слоја чоколаде.

e) Поспите морском сољу и оставите да одстоји у замрзивачу 15 минута.

33. Чоко кришке сланутка

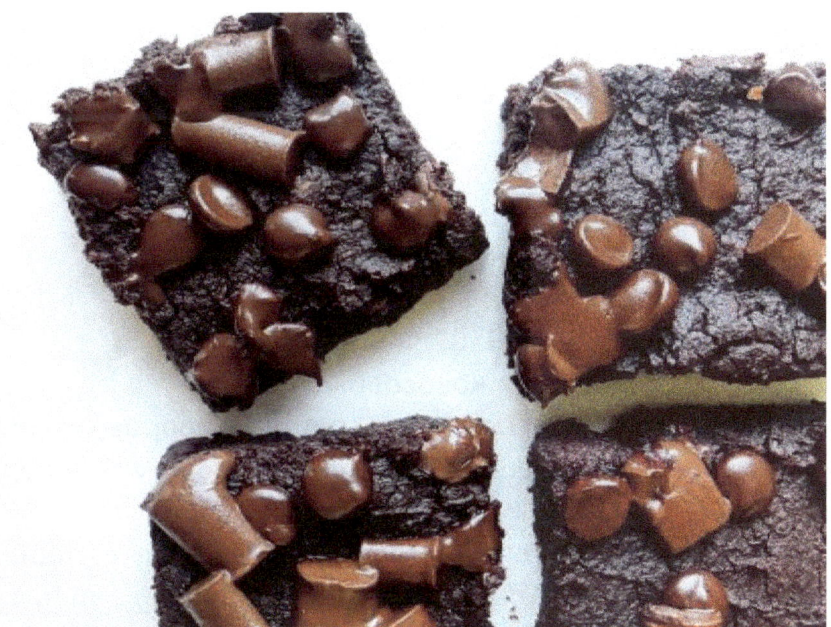

Састојци:
- 400 г конзерве сланутка, испрати, оцедити.
- 250 г бадемовог путера.
- 70 мл јаворовог сирупа.
- 15 мл пасте од ваниле.
- 1 прстохват соли.
- 2 г прашка за пециво.
- 2 г соде бикарбоне.
- 40 г веганских чоколадних чипса.

Упутства:

a) Загрејте рерну на 180 ° Ц/350 ° Ф.

b) Подмазати велики плех са кокосовим уљем.

c) Помешајте сланутак, бадемов путер, јаворов сируп, ванилију, со, прашак за пециво и соду бикарбону у блендеру за храну.

d) Блендајте док не постане глатко. Умешајте половину комадића чоколаде и распоредите тесто у припремљени плех.

e) Поспите резервисаним комадићима чоколаде.

f) Пеците 45-50 минута или док уметнута чачкалица не изађе чиста.

g) Охладите на решетки 20 минута. Нарежите и послужите.

34. Слатки зелени колачићи

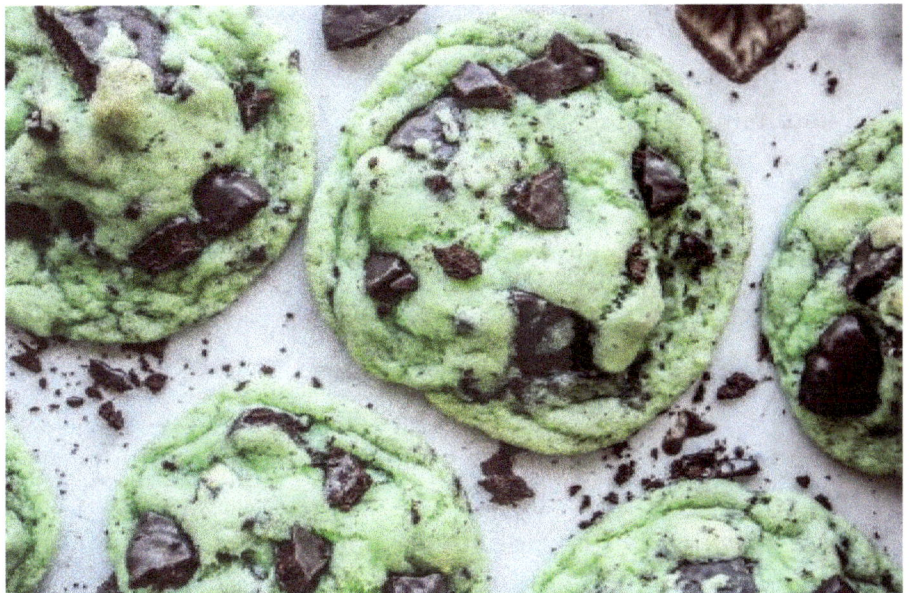

Састојци:
- 165 г зеленог грашка.
- 80 г сецканих урми меџула.
- 60 г свиленог тофуа, пире.
- 100 г бадемовог брашна.
- 1 кашичица прашка за пециво.
- 12 бадема.

Упутства:

a) Загрејте рерну на 180 ° Ц/350 ° Ф.

b) Комбинујте грашак и урме у машини за храну.

c) Обрадите док се не формира густа паста.

d) Пребаците мешавину грашка у чинију. Умешајте тофу, бадемово брашно и прашак за пециво. Од смесе обликујте 12 лоптица.

e)Ређајте куглице на плех, обложен папиром за печење. Сваку лоптицу спљоштите науљеним дланом.

f) У сваки колачић ставите бадем. Пеците колачиће 25-30 минута или док не порумене.

g) Охладите на решетки пре сервирања.

35. Банана барови

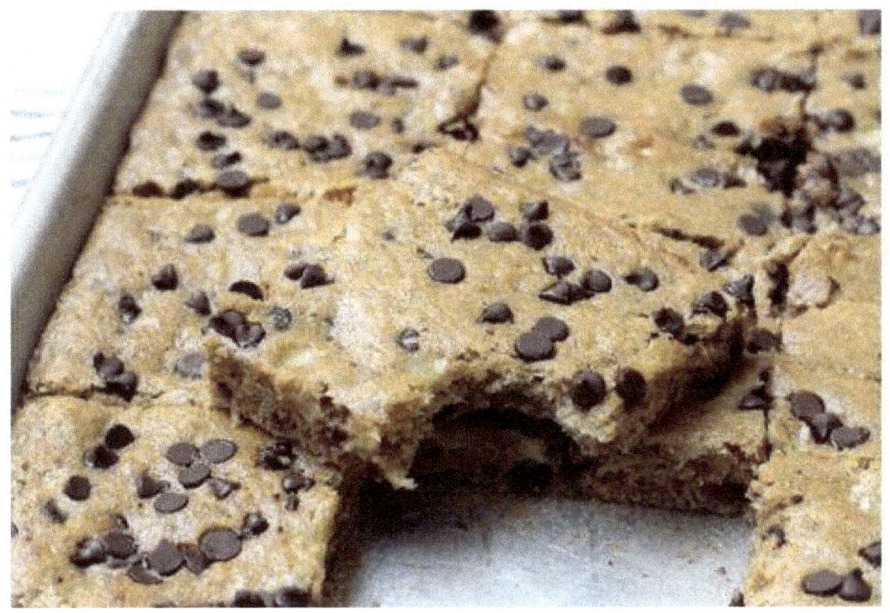

Састојци:
- 130 г глатког путера од кикирикија.
- 60 мл јаворовог сирупа.
- 1 банана, пире.
- 45 мл воде.
- 15 г млевених ланених семена.
- 95 г куване киное.
- 25 г чиа семена.
- 5 мл ваниле.
- 90 г овса за брзо кување.
- 55 г интегралног пшеничног брашна.
- 5 г прашка за пециво.
- 5 г цимета.
- 1 прстохват соли.

Прелив:
- 5 мл растопљеног кокосовог уља.
- 30 г веганске чоколаде, сецкане.

Упутства:

a) Загрејте рерну на 180 ° Ц/350 ° Ф.

b) Посуду за печење од 16 цм обложите папиром за печење.

c) Помешајте ланено семе и воду у малој посуди. Оставите на страну 10 минута.

d) У посебној посуди помешајте путер од кикирикија, јаворов сируп и банану. Преклопите у мешавину семена лана.

e) Када добијете глатку смесу, умешајте кинују, чиа семенке, екстракт ваниле, зоб, интегрално брашно, прашак за пециво, цимет и со.

f) Сипајте тесто у припремљену посуду за печење. Исеците на 8 шипки.

g) Пеците шипке 30 минута.

h) У међувремену направите прелив; помешајте чоколаду и кокосово уље у посуди отпорној на топлоту. Ставите на кључалу воду, док се не истопи.

i) Уклоните шипке из рерне. Ставите на решетку 15 минута да се охлади. Извадите шипке из посуде за печење и прелијте чоколадним преливом. Послужите.

36. Протеинске крофне

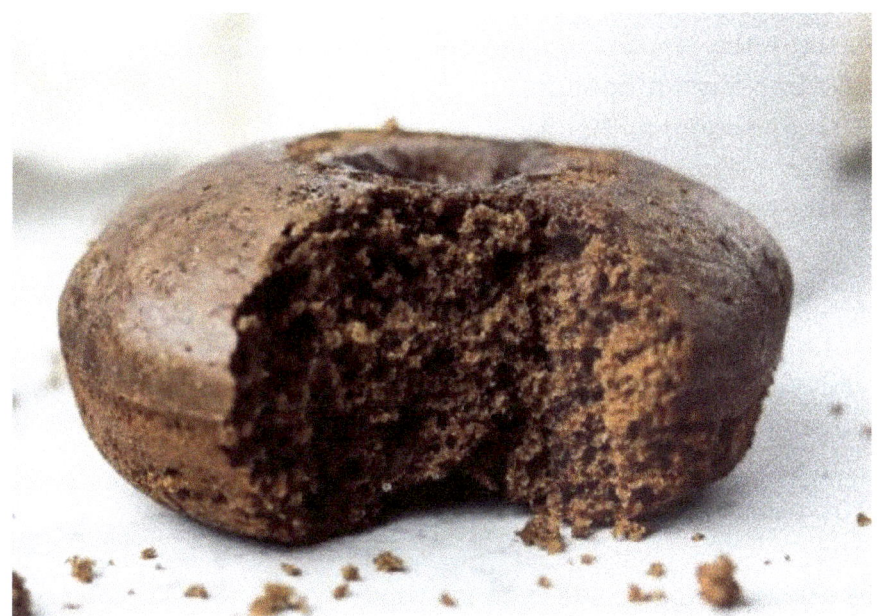

Састојци:

- 85 г кокосовог брашна.
- 110 г проклијалог смеђег пиринча протеинског праха са укусом ваниле.
- 25 г бадемовог брашна.
- 50 г јаворовог шећера.
- 30 мл растопљеног кокосовог уља.
- 8 г прашка за пециво.
- 115 мл сојиног млека.
- 1/2 кашичице јабуковог сирћета.
- 1/2 кашичице пасте од ваниле.
- 1/2 кашичице цимета.
- 30 мл органског соса од јабуке.
- 30 г кокосовог шећера у праху.
- 10 г цимета.

Упутства:

a) У чинији помешајте све суве састојке.

b) У посебној посуди умутите млеко са сосом од јабуке, кокосовим уљем и сирћетом.

c) Пресавијте мокре састојке у суве и мешајте док се добро не сједине.

d) Загрејте рерну на 180 ° Ц/350 ° Ф и намастите посуду за крофне са 10 рупа.

e) Кашиком ставите припремљено тесто у подмазан плех за крофне.

f) Пеците крофне 15-20 минута.

g) Док су крофне још топле поспите кокосовим шећером и циметом. Послужите топло.

37.   Куглице од бадема

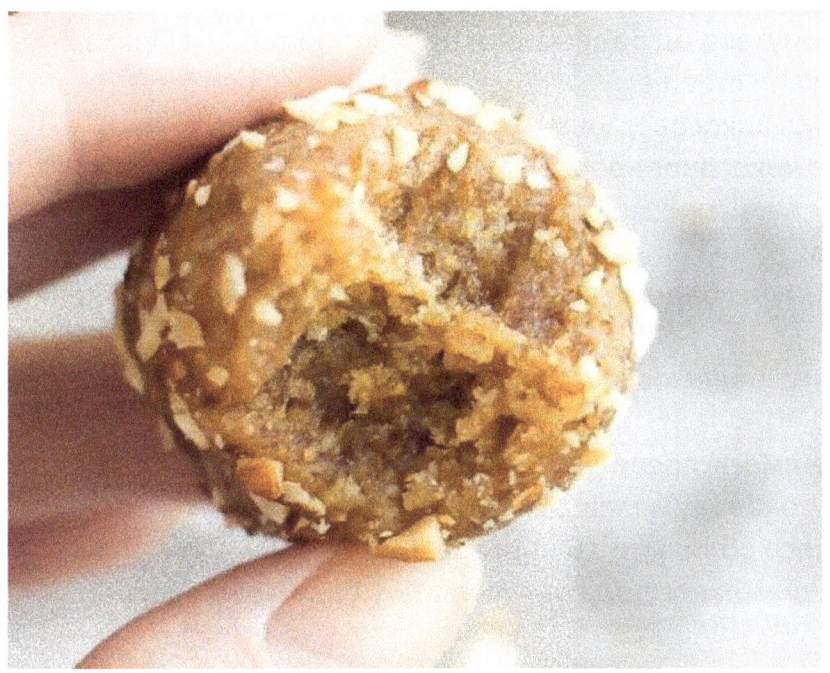

Састојци:

- 100 г бадемовог брашна.
- 60 г пиринчаног протеина у праху са укусом ваниле.
- 80 г путера од бадема или било ког путера од ораха.
- 10 капи стевије.
- 15 мл кокосовог уља.
- 15 г кокосовог крема.
- 40 г веганских чоколадних чипса.

Упутства:

a) Комбинујте бадемово брашно и протеински прах у великој посуди.

b) Убаците бадемов путер, стевију, кокосово уље и кокосову крему.

c) Ако је смеса превише мрвица, додајте мало воде. Убаците сецкану чоколаду и мешајте док се не сједини.

d) Од смесе обликујте 16 лоптица.

e) Куглице можете додатно уваљати у бадемово брашно.

38.   Тофу са медом и сусамом

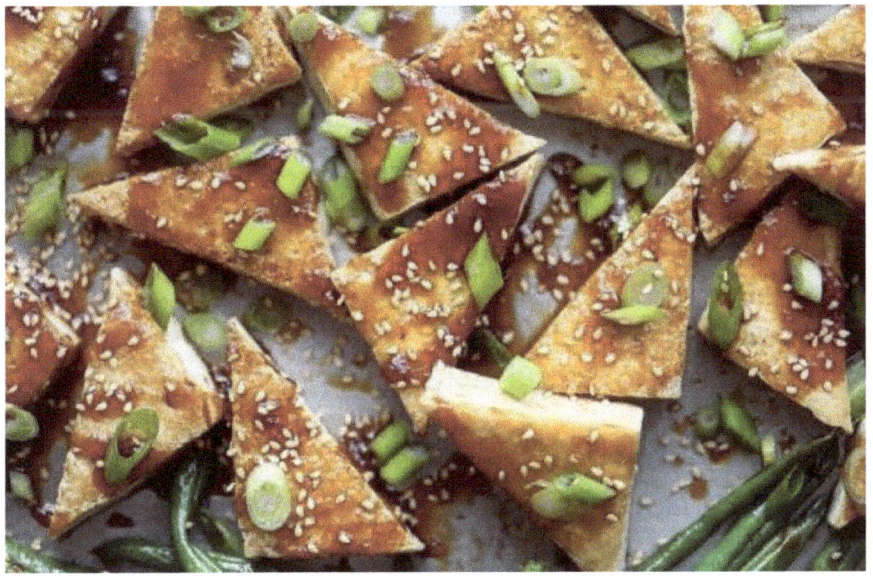

Састојци:
- Екстра чврсти тофу од 12 унци, оцеђен и осушен.
- Уље или спреј за кување.
- 2 кашике соја соса или тамари са смањеним садржајем натријума.
- 3 чена белог лука, млевено.
- 1 кашика меда.
- 1 кашика наренданог ољуштеног свежег ђумбира.
- 1 кашичица прженог сусамовог уља.
- 1 фунта зеленог пасуља, исеченог.
- 2 кашике маслиновог уља.
- 1/4 кашичице пахуљица црвене паприке (опционо).
- Кошер соли.
- Тек млевени црни бибер.
- 1 средња лука, врло фино исечена.
- 1/4 кашичице семена сусама.

Упутства:

a) Оставите на страну 10 до 30 минута. У великој посуди умутите соја сос или тамари, бели лук, мед, ђумбир и сусамово уље; издвојити.

b) Исеците тофу на троуглове и ставите у један слој на половину припремљеног плеха. Прелијте мешавином соја соса. Пеците до златно-браон боје на дну, 12 до 13 минута.

c) Окрените тофу. Ставите махуну у једном слоју на другу половину плеха. Прелијте маслиновим уљем и попрскајте листићима црвене паприке; зачинити сољу и бибером.

d) Вратите у рерну и пеците док тофу не добије златно-смеђу боју са друге стране, још 10 до 12 минута. Поспите луком и сусамом и одмах послужите.

39. Масне бомбе са маслацем од кикирикија

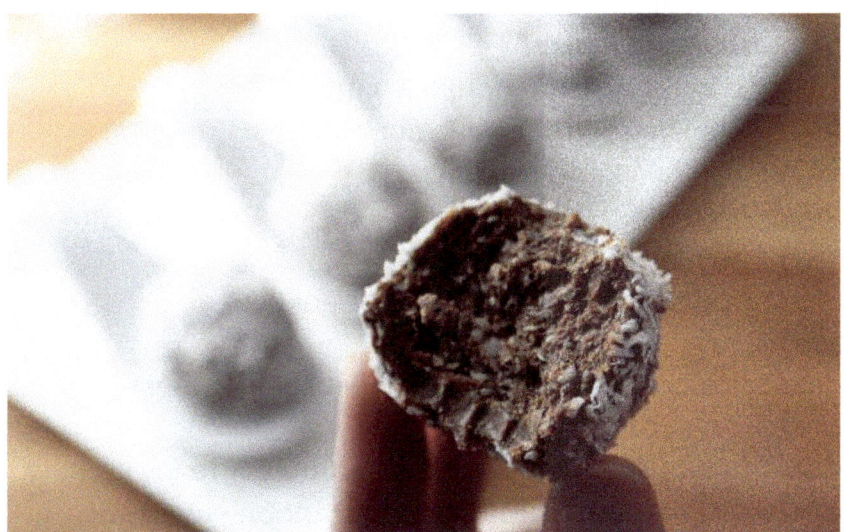

Чини 8

Састојци

- 1/2 шоље кокосовог уља
- 1/4 шоље какао праха
- 2 кашике путера од кикирикија у праху
- 2 кашике ољуштених семена конопље
- 2 кашике веганске тешке креме
- 1 кашичица екстракта ваниле
- 28 капи течне стевије
- 1/4 шоље незаслађеног исецканог кокоса

Упутства

a)   Помешајте све суве састојке са кокосовим уљем у посуди за мешање.

b)   Умешајте густу павлаку, екстракт ваниле и течну стевију.

c)   На тањиру измерите незаслађени здробљени кокос.

d)   Рукама разваљајте куглице, а затим их уваљајте у незаслађени исецкани кокос.

e)   Ставите на плех обложен папиром за печење. Оставите на страну око 15 минута у замрзивачу.

40. Мапле бомбе од јаворовог пекана

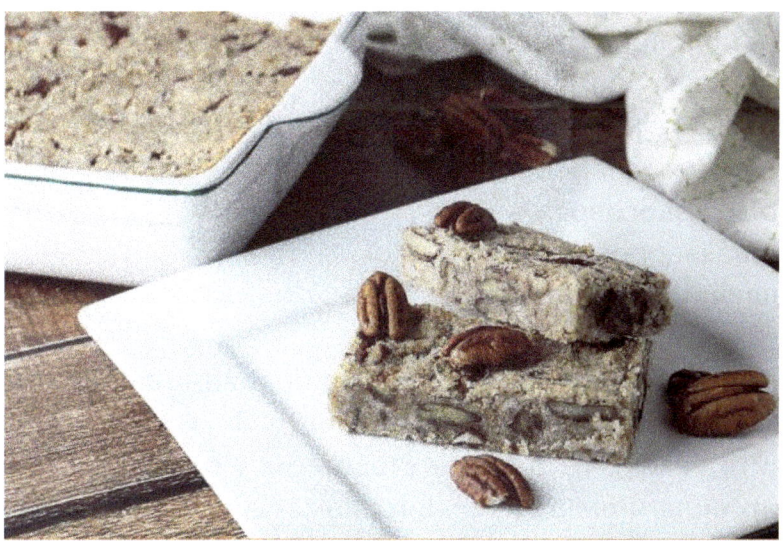

Чини 12

Састојци
- 2 шоље половина ореха
- 1 шоља бадемовог брашна
- 1/2 шоље Златног оброка од ланеног семена
- 1/2 шоље незаслађеног исецканог кокоса
- 1/2 шоље кокосовог уља
- 1/4 шоље јаворовог сирупа
- 1/4 кашичице течне стевије

Упутства

a)   Загрејте рерну на 350 ° Ф и пеците половине пеликана 5 минута.

b)   Извадите пекане из рерне и ставите их у пластичну кесу. Изгњечите их оклагијом да направите комаде.

c)   У посуди за мешање помешајте суве састојке: бадемово брашно, брашно од златног ланеног семена и сецкани кокос и здробљене пекане.

d)   Додајте јаворов сируп од кокосовог уља и течну стевију. Комбинујте све састојке у великој посуди за мешање док се не формира мрвичасто тесто.

e)   Ставите тесто у посуду за тепсију и притисните га.

f)   Пеците 15 минута на 350Ф, или док стране не порумене.

g)   Користећи лопатицу, исеците на 12 кришки и послужите.

41. Предјела од карфиола

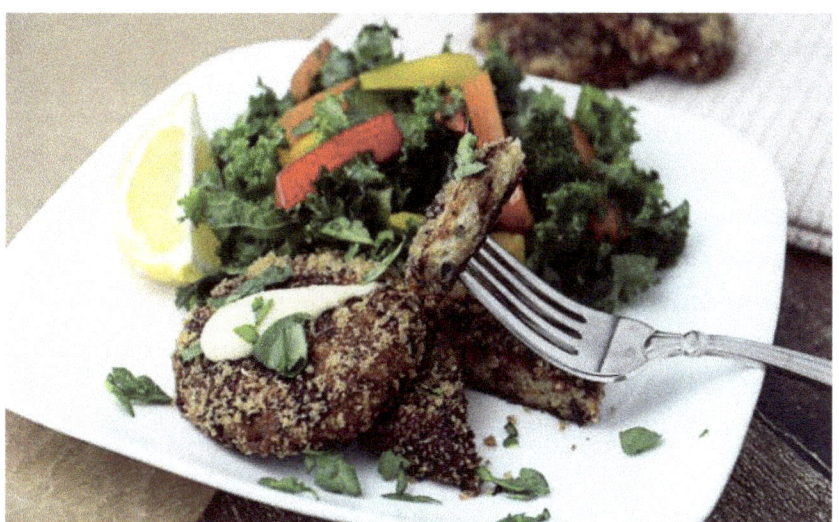

Чини 8

Састојци

- 14 оз. Цветићи карфиола, сецкани
- 3 средње стабљике младог лука
- 3 оз. Исецкани бели чедар
- 1/2 шоље бадемовог брашна
- 1/2 кашичице соли
- 3/4 кашичице бибера
- 1/2 кашичице пахуљица црвене паприке
- 1/2 кашичице естрагона, сушеног
- 1/4 кашичице белог лука у праху
- 3 кашике маслиновог уља
- 2 кашичице чиа семена

Упутства

a)   Загрејте рерну на 400 степени Фаренхајта.

b)   У пластичној кеси помешајте цветове карфиола, маслиново уље, со и бибер. Снажно протресите док карфиол не буде равномерно обложен.

c)   Сипајте цветове карфиола на лим за печење обложен фолијом. Након тога пеците 5 минута.

d)   Додајте печени карфиол у процесор хране и пулсирајте неколико пута да бисте га разбили.

e)   У посуди за мешање помешајте све састојке (бадемово брашно) док се не формира лепљива смеса.

f)   Од мешавине карфиола направите пљескавице и премажите их бадемовим брашном.

g)   Пеците на 400 ° Ф 15 минута, или док споља не буде хрскавија.

h)   Извадите из рерне, оставите да се мало охлади пре сервирања!

42. Сеитан шоље за пицу

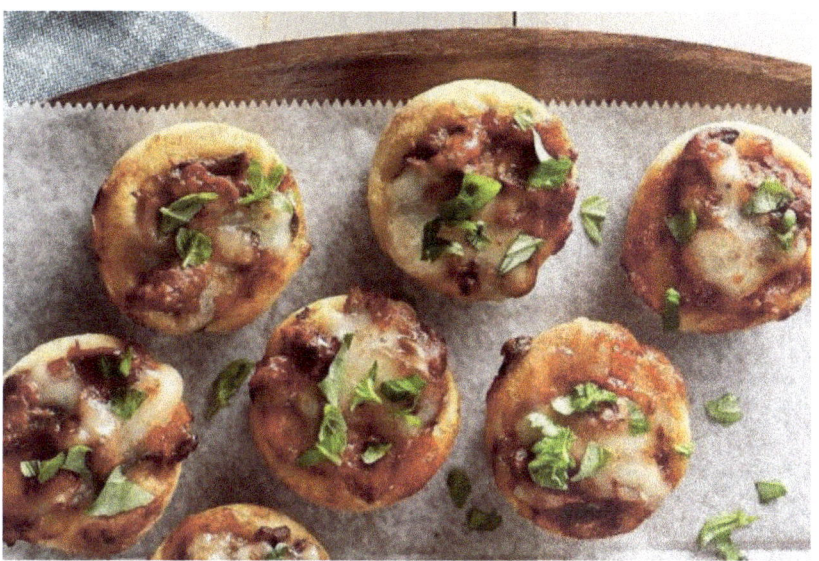

Чини 2

Састојци
- 1 оз. пуномасни крем сир
- 1 1/2 шоље моцарела сира од пуног млека
- 1 велико јаје, умућено
- 1 шоља бадемовог брашна
- 2 кашике кокосовог брашна
- 1/3 шоље соса за пицу
- 1/3 шоље исецканог цхеддар сира
- 1/2 паковања сеитана или око 4 оз., исецканог на коцкице

Упутства

a)   Загрејте рерну на 400 ° Ф.

b)   Помешајте крем сир и моцарелу у великој посуди за микроталасну пећницу и пеците у микроталасној пећници 1 минут, мешајући неколико пута.

c)   Додајте умућено јаје и оба брашна и брзо мешајте док се не формира кугла. Месите руком док се не залепи.

d)   Поделити тесто на 8 делова. Ставите комад између два листа подмазаног пергамент папира и развуците оклагијом.

e)   Утисните сваки комад теста у подмазане калупе за мафине да формирате мале чаше за тесто.

f)   Пеците 15 минута или док не порумени.

g)   Извадите из рерне и поспите сваку сосом за пицу, чедаром и сеитаном. Вратите у рерну на пет минута док се сир не отопи.

h)   Извадите из калупа за мафине и послужите.

43. <u>Сејтан на жару и ћевапи од поврћа</u>

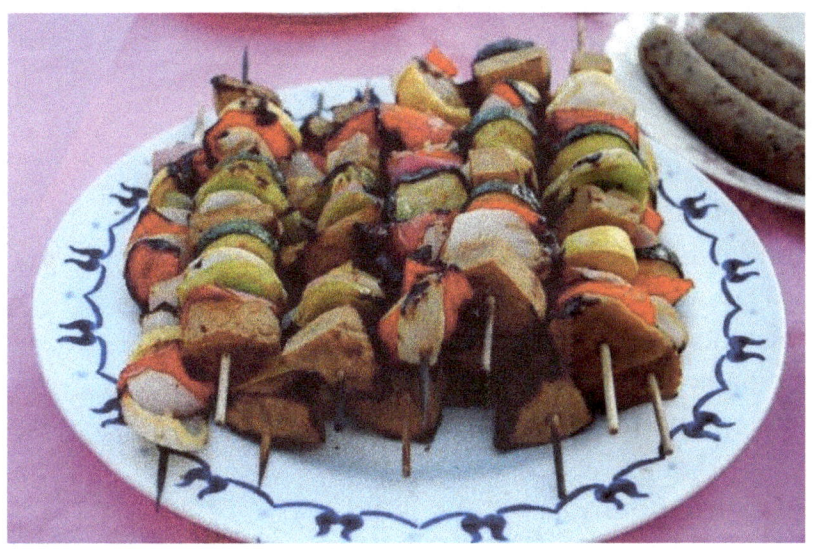

Прави 4 порције

Састојци

- 1/3 шоље балзамичног сирћета
- 2 кашике маслиновог уља
- 1 кашика свежег оригана
- 2 чена белог лука, млевено
- 1/2 кашичице соли
- 1/4 кашичице свеже млевеног црног бибера
- Сеитан од 1 фунте, исечен на коцке од 1 инча
- 7 унци малих белих печурака
- 2 мале тиквице, исечене на комаде од 1 инча
- 1 средња жута паприка, исечена на квадрате
- Зрели чери парадајз

Правац

a)   Припремите роштиљ.

b)   У средњој посуди за мешање помешајте сирће, уље, оригано, тимијан, бели лук, со и црни бибер. Окрените да премажете сејтан, печурке, тиквице, паприку и парадајз.

c)   Маринирајте 30 минута на собној температури, повремено окрећући.

d)   Оцедите и оставите сејтан и поврће, као и маринаду.

e)   Саставите ражњиће са сеитаном, печуркама и парадајзом.

f)   Ставите ражњиће на врући роштиљ и пеците око 10 минута, преврћући једном на пола печења.

g)   Прелијте малом количином резервисане маринаде преко врха и одмах послужите.

44. Киноа мафин гризе

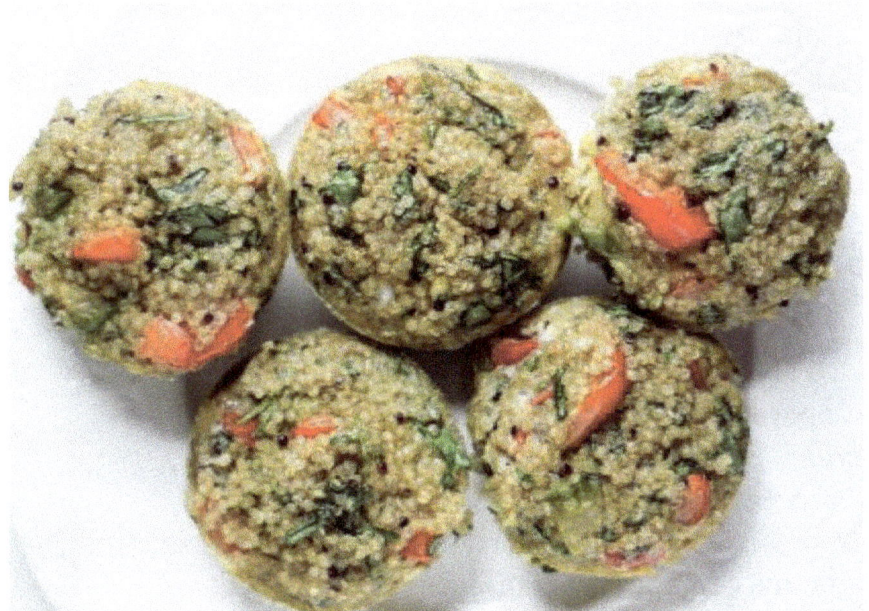

Чини 4

Састојци:
- 1 1/2 шоље припремљене киное
- 2 jaja, умућена
- 1/2 шоље пиреа од слатког кромпира
- 1/2 шоље црног пасуља
- 1 кашика сецканог цилантра
- 1 кашичица кима
- 1 кашичица паприке
- 1/2 кашичице белог лука у праху
- 1/2 кашичице соли
- 1/8 кашичице црног бибера
- Спреј за кување

Упутства:

a) Загрејте рерну на 350 степени Фаренхајта.

b) У великој посуди за мешање помешајте све састојке и мешајте док се добро не сједине.

c) Користећи супену кашику, ставите смесу у калупе за мафине и тапкајте по врху сваке од њих.

d) Пеците 15-20 минута, или док се не скува и не стегне.

45. ПБ и J Енерги гризе

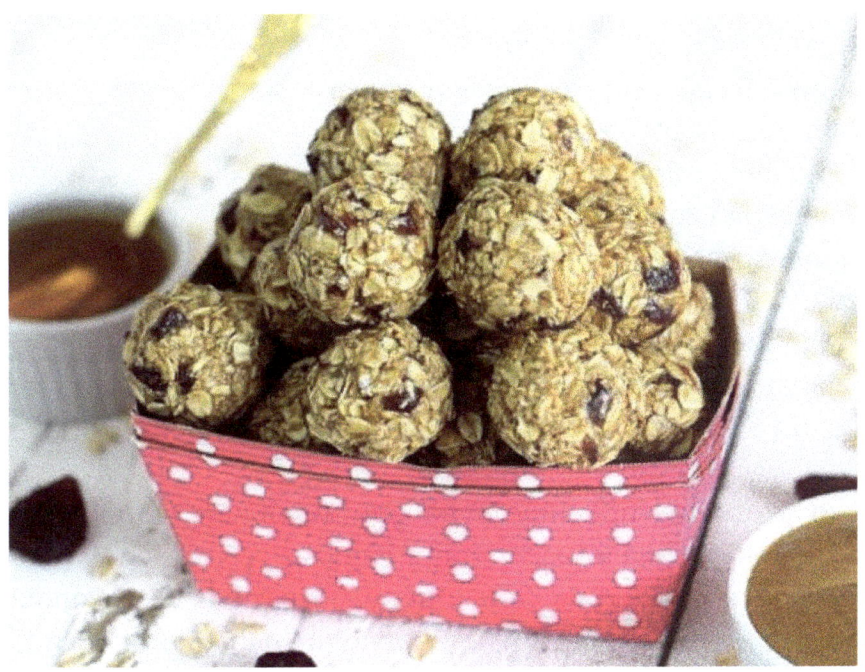

Прави 13-14 лоптица

Састојци:

- 1/2 шоље баршунасто сланог путера од кикирикија
- 1/4 шоље јаворовог сирупа
- 2 кашике веганског протеинског праха
- 1 1/4 шоље ваљаних зоби без глутена
- 2 1/2 кашике оброка од ланеног семена
- 2 кашике чиа семена
- 1/4 шоље сувог воћа

Упутства:

a) У великој посуди за мешање помешајте путер од кикирикија, јаворов сируп, протеински прах, ваљани зоб, брашно од ланеног семена, чиа семенке и сушено воће по избору.

b) Ако је смеша превише сува или мрвљива, додајте још путера од кикирикија или јаворовог сирупа.

c) Охладите 5 минута у фрижидеру. Захватите 1 1/2 кашике и уваљајте у куглице. „Тесто" треба да буде око 13-14 лоптица.

d) Уживајте одмах, а остатке чувајте у херметички затвореној посуди у фрижидеру до недељу дана или у замрзивачу до месец дана.

46. Хумус од печене шаргарепе

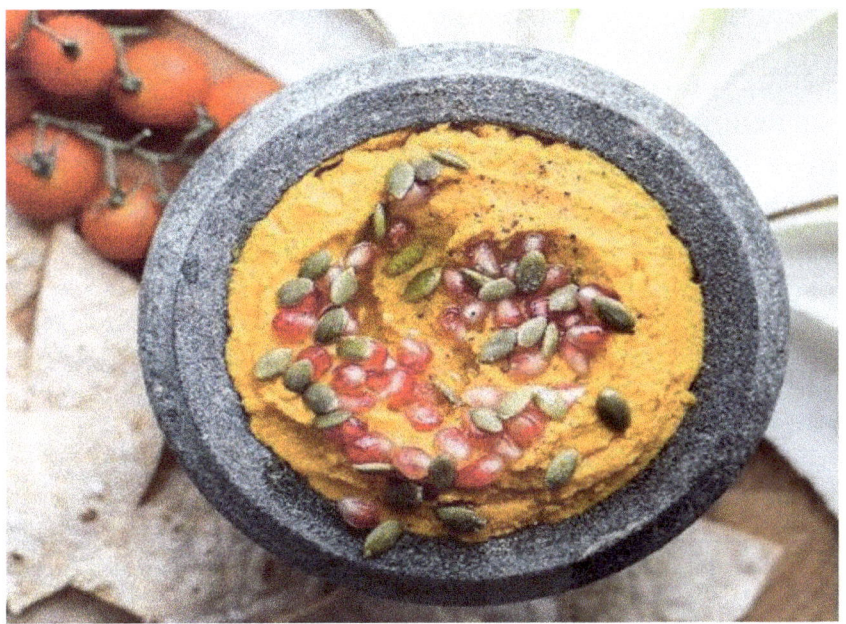

Чини 2

Састојци:

- 1 конзерва сланутка, испрана и оцеђена
- 3 шаргарепе
- 1 чен белог лука
- 1 кашичица паприке
- 1 пуна кашика тахинија
- Сок од 1 лимуна
- 2 кашике додатног девичанског маслиновог уља
- 6 кашика воде
- 1/2 кашичице кима у праху
- Соли по укусу

Упутства:

a) Загрејте рерну на 400 степени Фаренхајта.

b) Оперите и огулите шаргарепу, па је исецкајте на комадиће и ставите у посуду за печење са маслиновим уљем, мало соли и пола кашичице паприке.

c) Пеците 35 минута, или док шаргарепа не омекша.

d) Извадите их из рерне и оставите да се охладе.

e) Припремите хумус док се хлади: добро оперите и оцедите сланутак пре него што га ставите у млин за храну са остатком активних састојака. Обрадите док не добијете добро сједињену смесу.

f) После тога додајте шаргарепу и бели лук и поновите поступак!

47. Матцха индијски орах

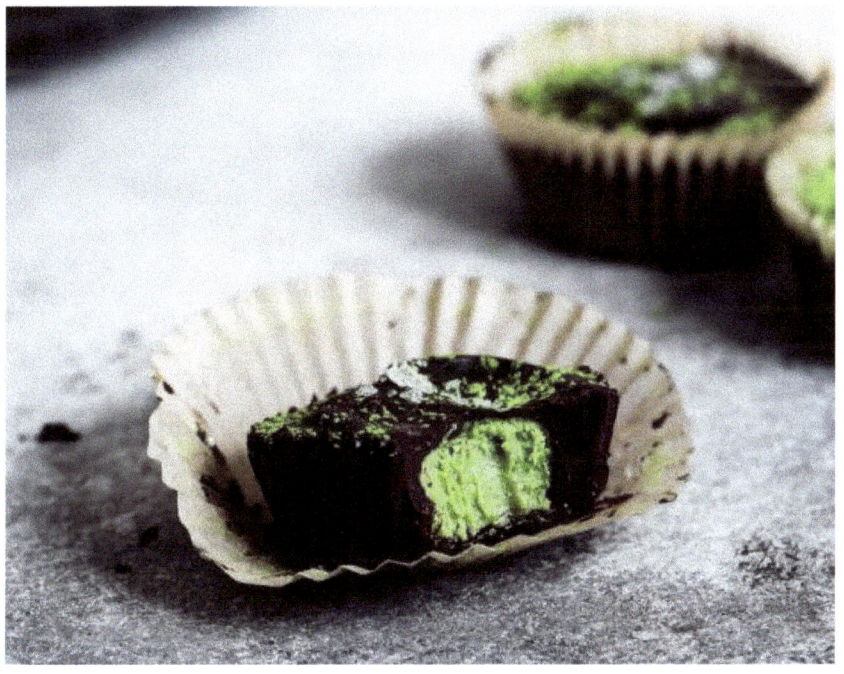

Чини 6

Састојци:

- 2/3 шоље какао путера, растопљеног
- 3/4 шоље какао праха
- 1/3 шоље јаворовог сирупа
- 1/2 шоље путера од индијског ораха
- 2 кашичице матцха праха
- Морска со

Упутства:

a)   У посуди за мешање истопите какао путер и умешајте јаворов сируп и какао прах.

b)   У држач за колаче средње величине ставите добру кашику чоколадне мешавине у доњи слој.

c)   Ставите држаче за колаче у замрзивач на 15 минута да се стврдну.

d)   Уклоните слој смрзнуте чоколаде из замрзивача и ставите 1 кашику теста од путера од меча/индијских орашчића.

e)   Чим се ово заврши, сваку кашу прелијте преосталом отопљеном чоколадом, покривајући све.

f)   Поспите морском сољу.

g)   Ставите у замрзивач на 15 минута.

48. Тофу са медом и сусамом

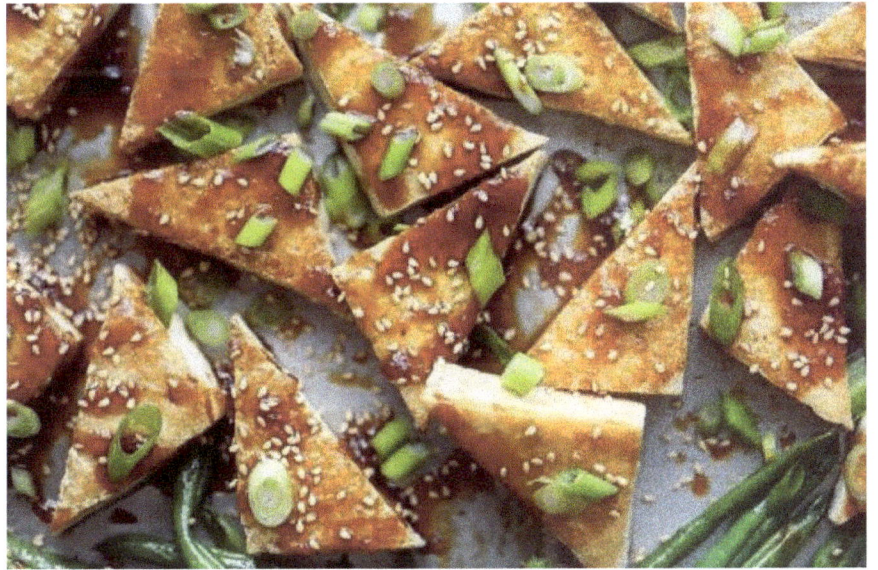

Чини 12

Састојци:
- Чврсти тофу од 12 унци, оцеђен и осушен
- Уље или спреј за кување
- 2 кашике соја соса са смањеним садржајем натријума
- 3 чена белог лука, млевено
- 1 кашика меда
- 1 кашика наренданог ољуштеног свежег ђумбира
- 1 кашичица прженог сусамовог уља
- 1 фунта зеленог пасуља, исеченог
- 2 кашике маслиновог уља
- 1/4 кашичице пахуљица црвене паприке (опционо)
- Кошер соли
- Тек млевени црни бибер
- 1 средња лука, врло фино исечена
- 1/4 кашичице семена сусама

Упутства:

a) У великој посуди за мешање помешајте соја сос, бели лук, мед, ђумбир и сусамово уље; остави по страни.

b) Тофу исеците на троуглове и поређајте у једном слоју на једној страни припремљеног плеха за печење.

c) По врху прелијте мешавином соја соса.

d) Пеците 12 до 13 минута, или док не порумени на дну.

e) Помери тофу.

f) На другу половину плеха поређајте махуну у једном слоју. Зачините сољу и бибером након што покапате маслиновим уљем и пошприцате листићима црвене паприке.

g) Вратите у рерну и пеците још 10 до 12 минута, или док тофу не порумени са друге стране.

h) Послужите одмах уз посипање младог лука и сусама.

ГЛАВНО ЈЕЛО

49. Тепсија са хамбургерима са шитаке и сиром

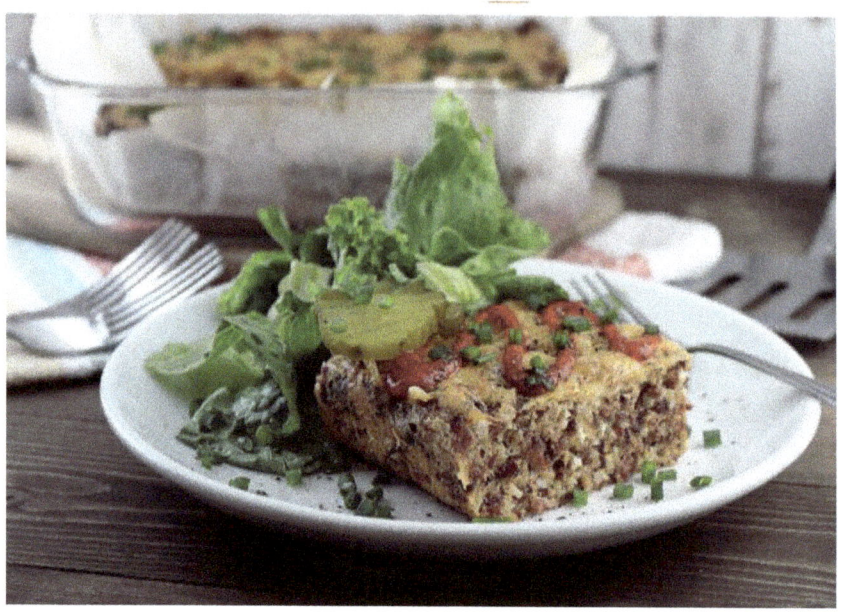

Прави 6 порција

Састојци

- 1 лб. Гроунд сеитан
- 4 оз. Шитаке печурке, нарезане
- 1/2 шоље бадемовог брашна
- 3 шоље сецканог карфиола
- 1 кашика чиа семена
- 1/2 кашичице белог лука у праху
- 1/2 кашичице лука у праху
- 2 кашике редукованог шећера
- Кечап
- 1 кашика дижон сенфа
- 2 кашике мајонеза
- 4 оз. Чедар сир
- Сол и бибер по укусу

Упутства

a) Загрејте рерну на 350 степени Фаренхајта.

b) У великој посуди за мешање помешајте све састојке и половину чедар сира.

c) Сипајте смешу у тепсију обложену пергаментом 9к9. Затим поспите преосталом половином чедар сира на врх.

d) Пеците 20 минута на горњој решетки.

e) Послужите са додатним додацима након резања.

50. Печена џамбалаја тепсија

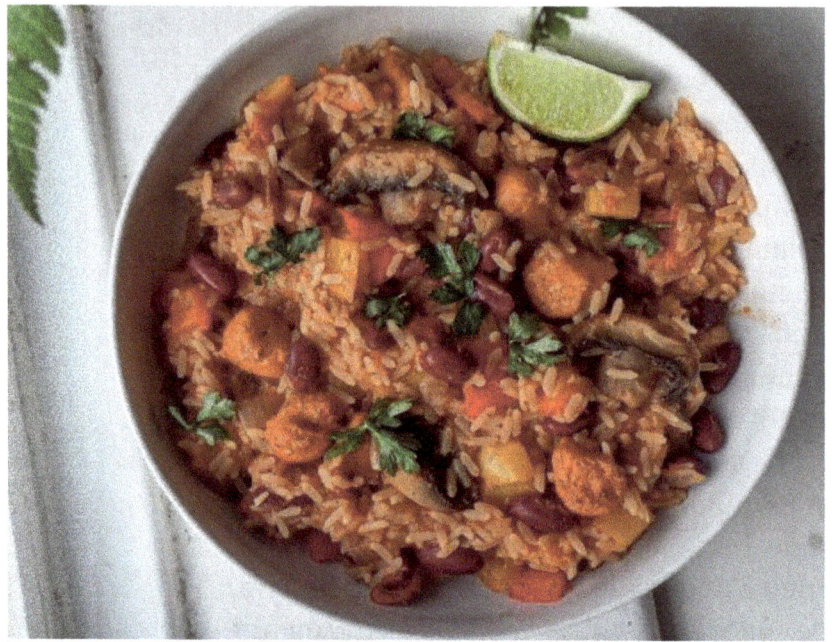

Прави 4 порције

Састојци

- 10 унци' темпех
- 2 кашике маслиновог уља
- 1 средњи жути лук, исецкан
- 1 средња зелена паприка, сецкана
- 2 чена белог лука, млевено
- 1 конзерва парадајза исеченог на коцкице, неоцеђена
- 1/2 шоље белог пиринча
- 1 1/2 шоље чорбе од поврћа
- 1 1/2 шоље куваног или 1 конзерва (15,5 унци) тамноцрвеног пасуља, оцеђена и испрана
- 1 кашика сецканог свежег першуна
- 11/2 кашичице Цајун зачина
- 1 кашичица сушеног тимијана
- 1/2 кашичице соли
- 1/4 кашичице свеже млевеног црног бибера

Упутства

a) Загрејте рерну на 350 степени Фаренхајта.

b) Кувајте темпех 30 минута у средњем лонцу кључале воде. Оцедите воду и осушите је. Исеците на коцке од 1/2 инча.

c) Загрејте 1 кашику уља у великом тигању на средњој ватри. Кувајте темпех 8 минута, или док темпех не порумени са обе стране. Ставите темпех у посуду за печење величине 9 к 13 инча да се охлади.

d) Загрејте преосталу 1 кашику уља у истом тигању на средњој ватри. Помешајте лук, паприку и бели лук у посуди за мешање. Кувајте поклопљено око 7 минута или док поврће не омекша.

e) Баците мешавину поврћа са темпехом у посуду за печење.

f) Додајте парадајз, течност, пиринач, чорбу, пасуљ, першун, зачин за Цајун, мајчину душицу, со и црни бибер. Добро промешајте, а затим покријте и пеците 1 сат, или док пиринач не омекша. Послужите одмах.

51. Тестенина пуњена патлиџаном и темпехом

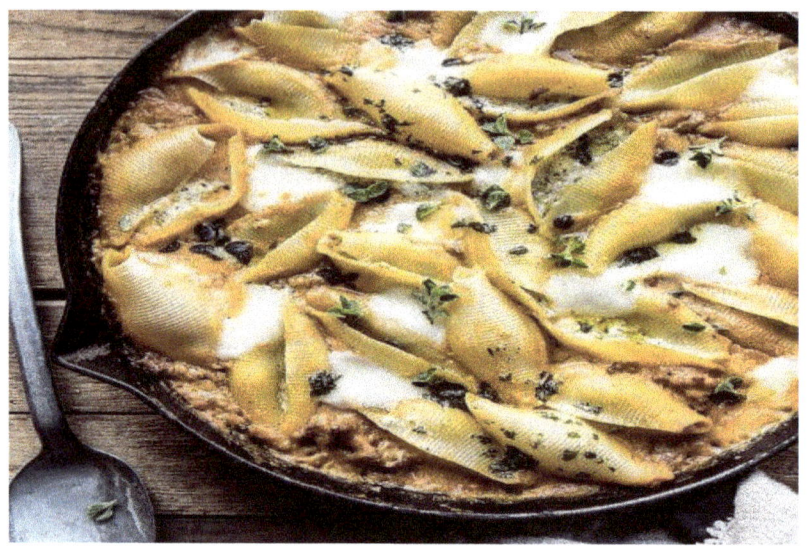

Прави 4 порције

Састојци

- 8 унци' темпех
- 1 средњи патлиџан
- 12 великих шкољки тестенине
- 1 чен белог лука, изгњечен
- $1/4$ кашичице млевеног кајенског лука
- Сол и свеже млевени црни бибер
- Суве незачињене мрвице хлеба
- 3 шоље маринара соса

Упутства

a) Загрејте рерну на 450 степени Фаренхајта.

b) Кувајте темпех 30 минута у средњем лонцу кључале воде. Оцедите воду и оставите да се охлади.

c) Избоцкајте патлиџан виљушком и пеците док не омекша, око 45 минута на мало подмазаном плеху.

d) Љуске тестенине кувајте у лонцу са кључалом сланом водом до ал денте, око 7 минута, док се патлиџан пече. Оцедите воду и исперите је под хладном водом.

e) Патлиџан извадите из рерне, преполовите по дужини и оцедите сву течност.

f) Смањите температуру рерне на 350 степени Фаренхајта.

g) Обрадите бели лук у процесору за храну док се фино не згњечи. Пулсирајте у темпеху док не буде грубо самлевен.

h) Остружите пулпу патлиџана из љуске и помешајте је са темпехом и белим луком у процесору хране. Убаците кајенски кајенски, зачините по укусу сољу и бибером, и пулсирајте да се сједини. Додајте мало хлебних мрвица ако је фил превише лабав.

i) У припремљену посуду за печење на дно распоредите слој парадајз соса. Напуните шкољке филом док се потпуно не напуне.

j) Прелијте преостали сос преко и око шкољки, па их поређајте преко соса.

k) Покријте фолијом и пеците 30 минута.

l) Откријте, поспите пармезаном и пеците још 10 минута. Послужите одмах.

52.   Скута од пасуља са сосом од пасуља и резанцима

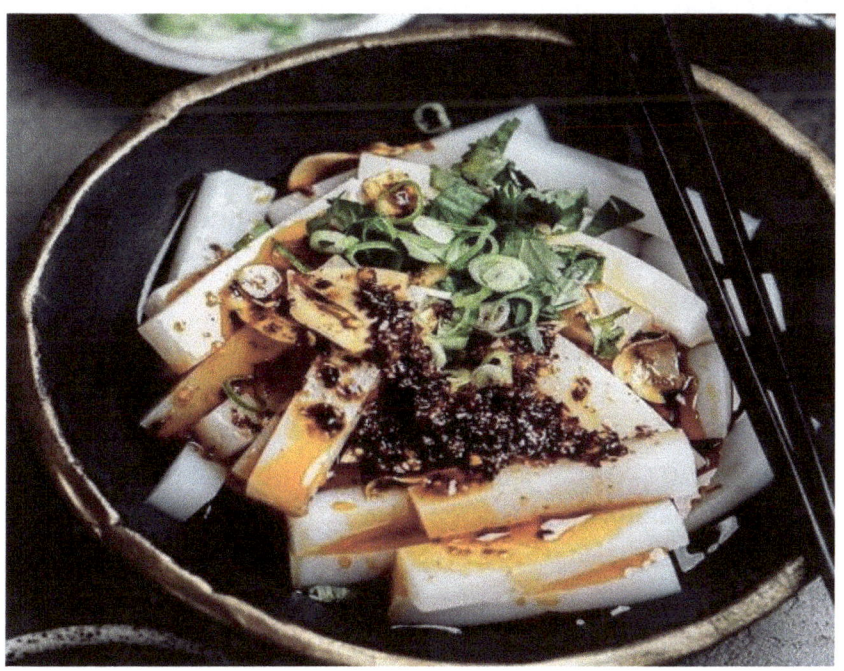

Чини 4

Састојци

- 8 унци свежих резанаца у пекиншком стилу
- 1 чврсти тофу од 12 унци
- 3 велике стабљике бок чоја И 2 зелена лука
- ⅓ шоља тамног соја соса
- 2 кашике соса од црног пасуља
- 2 кашичице кинеског пиринчаног вина или сувог шерија
- 2 кашичице црног пиринчаног сирћета
- ¼ кашичице соли
- ¼ кашичице чили пасте са белим луком
- 1 кашичица врућег чили уља
- ¼ кашичице сусамовог уља
- ½ шоље воде
- 2 кашике уља за пржење
- 2 кришке ђумбира, млевеног
- 2 чена белог лука, млевено
- ¼ црвеног лука, сецканог

Упутства

a)   Резанце проври и кувајте док не омекшају. Оцедите воду у потпуности. Нарежите тофу на коцкице.

b)   Прокухајте бок чој тако што ћете га потопити у кључалу воду на неколико секунди, а затим га потпуно оцедити.

c)   У великој посуди за мешање помешајте тамни соја сос, сос од црног пасуља, вино од пиринча Коњац, црно пиринчано сирће, со, чили пасту са белим луком, вруће чили уље, сусамово уље и воду.

d)   Загрејте уље у воку или тигању који је претходно загрејан. Додајте ђумбир, бели лук и зелени лук у загрејано уље. Пржите неколико минута, док не замирише. Додајте црвени лук и кратко пропржите. Гурните са стране и додајте стабљике бок чоја.

e)   Мешајте листове док бок чој не постане бриљантно зелен, а лук мекан.

f)   Доведите сос до кључања у средини тигања. Убаците тофу. Пустите тофу да упије сос тако што ћете крчкати неколико минута. Убаците резанце.

g)   Све сједенити и одмах послужити.

53. Тофу у Цајун стилу

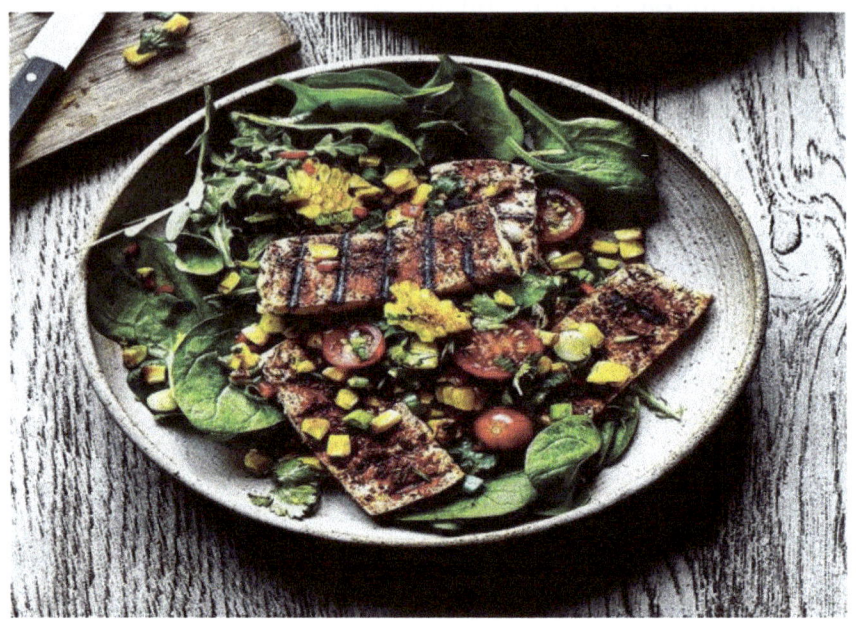

Прави 4 порције

Састојци
- Екстра чврст тофу од 1 фунте, оцеђен и осушен
- Со
- 1 кашика плус 1 кашичица Цајун зачина
- 2 кашике маслиновог уља
- $1/4$ шоље млевене зелене паприке
- 1 кашика млевеног целера
- 2 кашике млевеног зеленог лука
- 2 чена белог лука, млевено
- 1 конзерва парадајза исеченог на коцкице, оцеђена
- 1 кашика соја соса
- 1 кашика млевеног свежег першуна

Упутства

a)   Нарежите тофу на кришке дебљине 1/2 инча и зачините сољу и 1 кашиком цајун зачина са сваке стране.

b)   Загрејте 1 кашику уља у малом тигању на средњој ватри. Додајте целер и паприку.

c)   Кувајте 5 минута.

d)   Додајте парадајз, соја сос, першун и преосталу 1 кашичицу Цајун мешавине зачина, као и со и бибер по укусу. Оставите на страну након динстања 10 минута.

e)   Загрејте преосталу 1 кашику уља у великом тигању на средње јакој ватри. Кувајте тофу 10 минута, или док тофу не порумени са обе стране. Кувајте 5 минута након додавања соса.

f)   Послужите одмах

54. Веганска тофу лазање

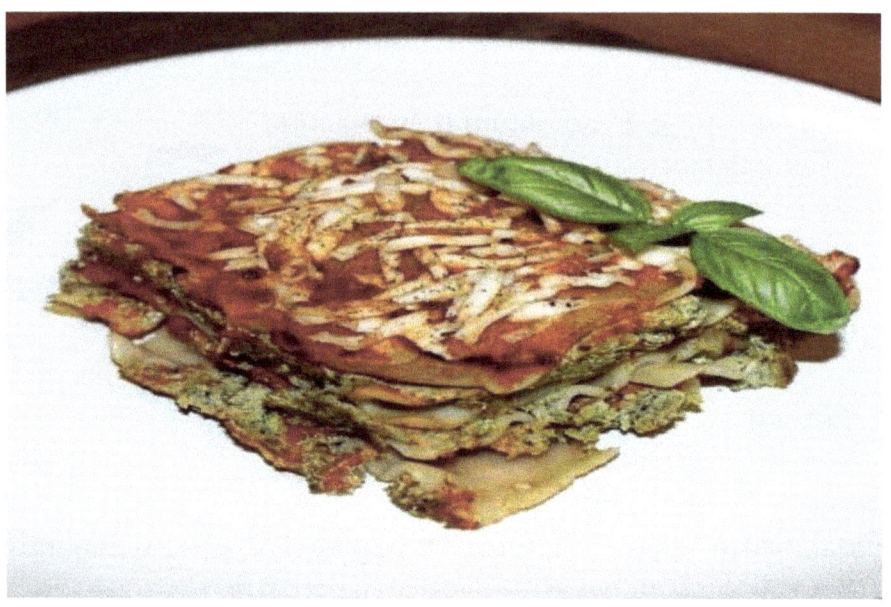

Прави 6 порција

Састојци

- 12 унци резанаца за лазање
- Чврсти тофу од 1 фунте, оцеђен и измрвљен
- 1 фунта меког тофуа, оцеђен и измрвљен
- 2 кашике нутритивног квасца
- 1 кашичица свежег лимуновог сока
- 1 кашичица соли
- 1/4 кашичице свеже млевеног црног бибера
- 3 кашике млевеног свежег першуна
- 1/2 шоље веганског пармезана или Пармасио
- 4 шоље маринара соса

Упутства

a)   Загрејте рерну на 350 ° Ф.

b)   У лонцу са кључалом сланом водом кувајте резанце на средње јакој ватри, повремено мешајући док не буду ал денте, око 7 минута.

c)   У великој чинији помешајте чврсти и мекани тофуси. Додајте нутритивни квасац, лимунов сок, со, бибер, першун и 1/4 шоље пармезана. Мешајте док се добро не сједини.

d)   Кашиком ставите слој парадајз соса на дно посуде за печење величине 9 к 13 инча. На врх ставите слој куваних резанаца.

e)   Половину мешавине тофуа равномерно распоредите преко резанаца. Поновите са другим слојем резанаца након чега следи слој соса.

f)   На врх соса распоредите преосталу мешавину тофуа и завршите завршним слојем резанаца и соса. Поспите преосталом 1/4 шоље пармезана. Ако остане соса, сачувајте га и послужите вруће у чинији уз лазање.

g)   Покријте фолијом и пеците 45 минута. Скините поклопац и пеците још 10 минута.

h)   Пустите да одстоји 10 минута пре сервирања.

55. Равиоли од бундеве са грашком

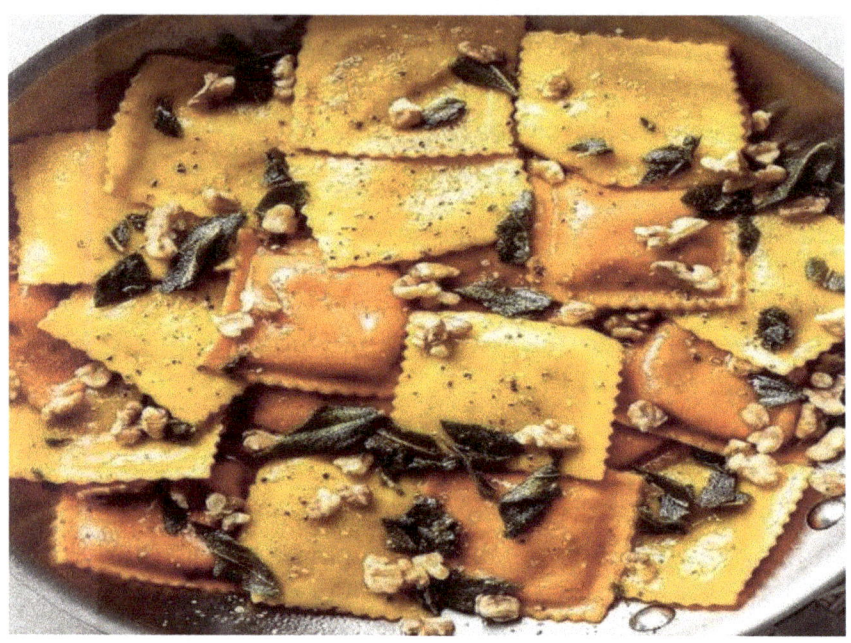

Прави 4 порције

Састојци
- 1 шоља конзервираног пиреа од бундеве
- 1/2 шоље екстра чврстог тофуа, измрвљених
- 2 кашике млевеног свежег першуна
- Уштипкајте млевени мушкатни орашчић
- Сол и свеже млевени црни бибер
- 1[Тесто за тестенину без јаја](#)
- 2 или 3 средње љутике, нарезане
- 1 шоља смрзнутог беби грашка, одмрзнут

Упутства
а)   Користите папирни пешкир да обришете вишак течности из бундеве и тофуа, а затим помешајте у машини за храну са нутритивним квасцем, першуном, мушкатним орашчићем и сољу и бибером по укусу. Оставите на страну.

b)   Да бисте направили равиоле, танко разваљајте тесто за тестенину на благо побрашњеној површини. Исеците тесто на

с)   Траке ширине 2 инча. Ставите 1 пуну кашичицу надева на 1 траку тестенине, око 1 инч од врха.

d)   Ставите још једну кашичицу фила на траку тестенине, отприлике центиметар испод прве кашике фила.

е)   Поновите по целој дужини траке за тесто. Лагано навлажите ивице теста водом и ставите другу траку тестенине на прву, покривајући фил.

f)   Притисните два слоја теста заједно између делова фила. Ножем одрежите странице теста да буде равно, а затим исеците тесто између сваке гомиле фила да направите квадратне равиоле.

g)   Обавезно истисните ваздушне џепове око пуњења пре затварања. Зупцима виљушке притисните ивице теста да запечатите равиоле.

h)   Пребаците равиоле на побрашњен тањир и поновите са преосталим тестом и сосом. Оставите на страну.

i)   У великом тигању загрејте уље на средњој ватри. Додајте лук и кувајте, повремено мешајући, док љутка не постане тамно златно смеђа, али није загорела, око 15 минута. Умешајте грашак и зачините сољу и бибером по укусу. Држите топло на веома лаганој ватри.

j)   У великом лонцу са кључалом сланом водом кувајте равиоле док не испливају на врх, око 5 минута. Добро оцедите и пребаците у тепсију са луком и грашком.

k)   Кувајте минут или два да се укуси помешају, а затим пребаците у велику чинију за сервирање.

l)   Зачините са пуно бибера и одмах послужите.

56. Резанци од тиквица са пармезаном

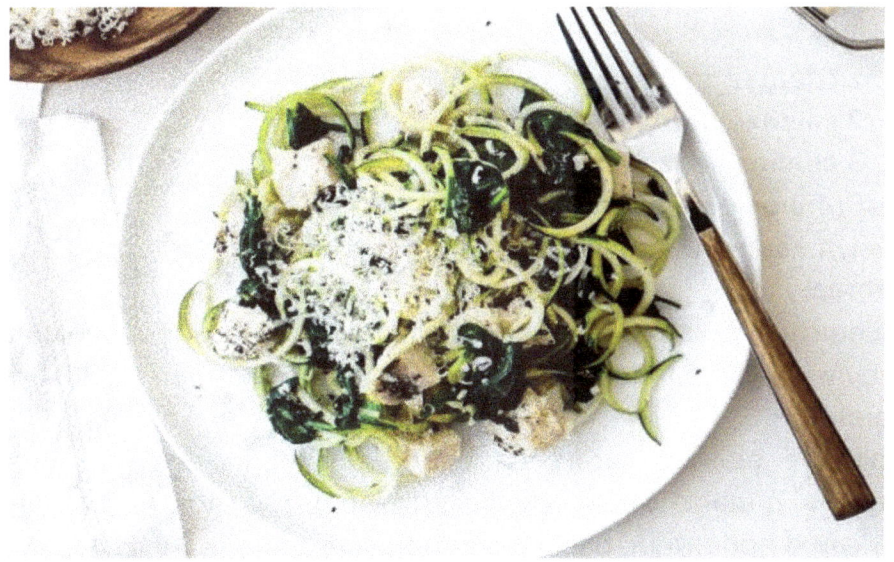

Чини 2
Укупно време: 7 минута

Састојци
- 2 средње тиквице
- 2 кашике путера
- 3 велика чена белог лука, млевена
- 3/4 шоље пармезана
- 1/4 кашичице црвених пахуљица чилија

Упутства

a) Исеците тиквице на спирале или резанце помоћу спирализатора за поврће или гулила за жутиле. Одложите резанце.

b) Загрејте велики тигањ на средње јакој ватри. Растопите путер, па додајте бели лук. Кувајте бели лук док не постане мирисан и провидан, око 30 секунди.

c) Додајте резанце од тиквица и кувајте док не омекшају, око 3-5 минута.

d) Склоните тигањ са ватре, додајте пармезан и обилно зачините сољу и бибером по укусу.

e) Додајте чили пахуљице и послужите топло.

57. Тофу са бадемовим путером

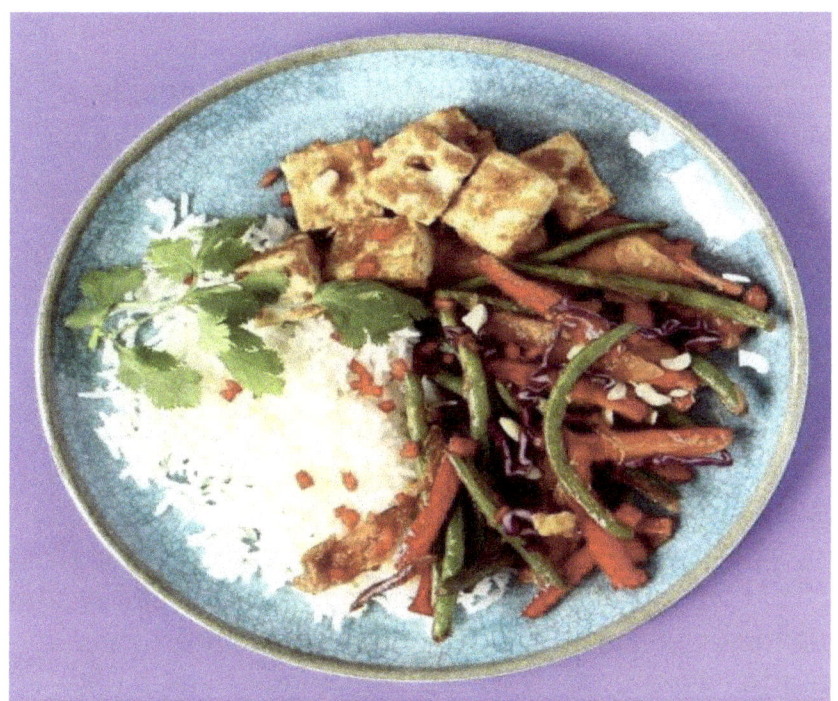

Чини 6

Састојци

- 1 пакет од 12 унци додатни тофу компаније.
- 2 кашике сусамовог уља (подељено).
- 4 кашике тамари са смањеним садржајем натријума
- 3 кашике јаворовог сирупа.
- 2 кашике бадемовог путера
- 2 кашике сока од лимете.
- 1-2 кашичице чили соса од белог лука
- Веггиес
- Дивљи пиринач, бели пиринач или карфиол.

Упутства:

a)	Када је рерна загрејана, одмотајте тофу и исеците на мале коцкице.

b)	У међувремену, у малу посуду за мешање, додајте половину сусамовог уља, тамари, јаворов сируп, путер од бадема, сок од лимете и чили сос од белог лука/љуспице црвене паприке/тајландски чили. Бленд да се интегрише.

c)	Убаците печени тофу у сос од бадемовог путера и тамари и оставите да се маринира 5 минута, понекад мешајући. Што се дуже маринира, то је екстремнији укус, међутим, сматрам да је 5-10 минута довољно.

d)	Загрејте велики тигањ на средњој ватри. Када је врућ, додајте тофу, остављајући већи део маринаде.

e)	Кувајте око 5 минута, понекад мешајући, док не порумени са свих страна и благо карамелизирају. Ослободите се из тигања и оставите на страну.

f)	У тигањ додајте преостало сусамово уље од маринаде.

64.   Киноа леблебија Буда чинија

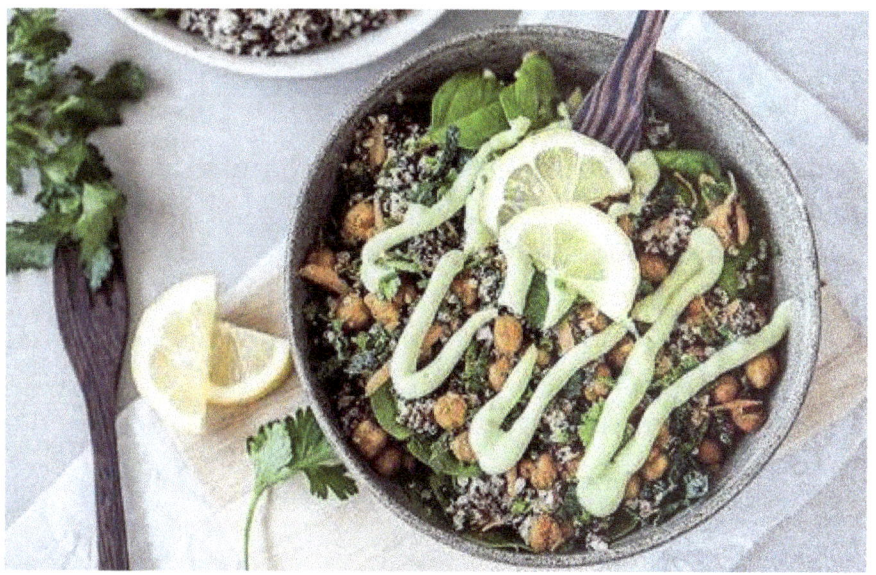

Чини 2
Састојци
Леблебије:
- 1 шоља сувог сланутка.
- 1/2 кашичице морске соли.

киноа:
- 1 кашика маслиновог, семенки грожђа или авокада уља (или кокоса).
- 1 шоља беле киное (добро испране).
- 1 3/4 шоље воде.
- 1 здрав прстохват морске соли.

Кељ:
- 1 велико паковање коврџавог кеља

Тахини сос:
- 1/2 шоље тахинија.
- 1/4 кашичице морске соли.
- 1/4 кашичице белог лука у праху.
- 1/4 шоље воде.

За сервирање:
- Свеж лимунов сок.

Упутства:

a) Или намочите сланутак преко ноћи у хладној води или користите приступ брзог намакања: Додајте испрани сланутак у велики лонац и покријте га са 2 инча воде. Оцедите, исперите и вратите у лонац.

b) Да кувате натопљени сланутак, додајте га у велики лонац и покријте са 2 инча воде. Пустите да проври на јакој ватри, а затим смањите ватру на лаганој ватри, посолите и промешајте и кувајте без поклопца 40 минута - 1 сат и 20 минута.

c) Пробајте пасуљ након 40 минута да видите колико је мекан. Чим се припреми, оцедите пасуљ и оставите са стране и још мало посолите.

d) Припремите прелив тако што ћете додати тахини, морску со и бели лук у праху у малу посуду за мешање и умутити да се интегрише. Затим додајте мало по мало воде док се не формира сос.

e) Додајте 1/2 инча воде у средњу шерпу и доведите до кључања на средњој ватри. Одмах скините кељ са ватре и пребаците у мању посуду за сервирање.

65. Лепљиви тофу са резанцима

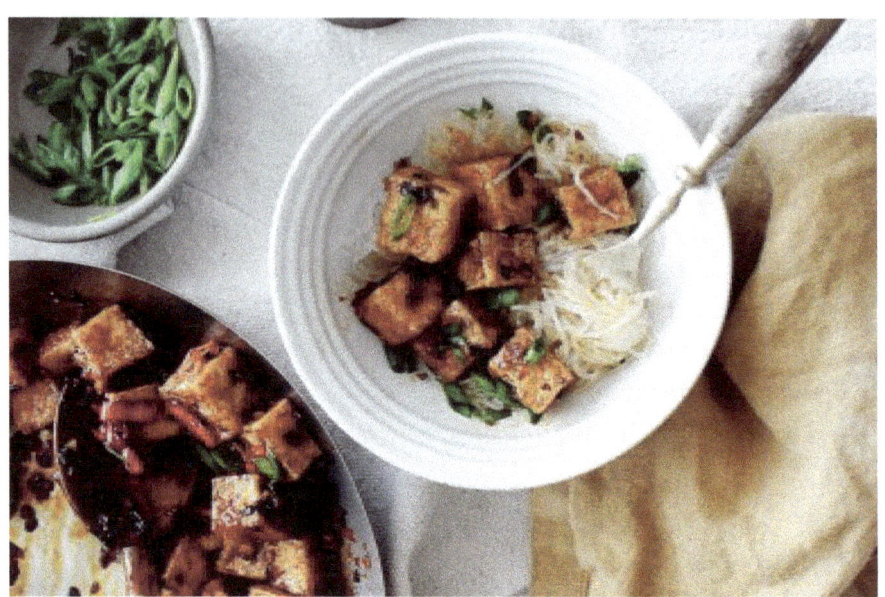

Састојци:
- 1/2 великог краставца.
- 100 мл пиринчаног црвеног винског сирћета.
- 2 кашике златног шећера.
- 100 мл биљног уља.
- Паковање компаније тофу од 200 г, исечено на коцкице од 3 цм.
- 2 кашике јаворовог сирупа.
- 4 кашике смеђе или беле мисо пасте.
- 30 г белог сусама.
- 250 г сушених соба резанаца.
- 2 млада лука, исецкана, за послуживање.

Упутства:

a) Користећи љуштач, одрежите танке траке са краставца, остављајући семенке иза себе. Ставите траке у посуду и оставите на страну. Лагано загрејте сирће, шећер, 1/4 кашичице соли и 100 мл воде у тигању на средњој ватри 3-5 минута док се шећер не растопи, па прелијте преко краставаца и оставите да се киселе у фрижидеру док припремате тофу. .

b) Загрејте све осим 1 кашике уља у великом тигању за пржење на средњој температури док мехурићи не почну да избијају на површину. Укључите тофу и пржите 7-10 минута.

c) У малој чинији помешајте мед и мисо. Раширите семенке сусама на тањир. Пржени тофу премажите лепљивим сосом од меда и оставите по страни све остатке. Тофу равномерно премажите у семенке, поспите са мало соли и оставите на топлом месту.

d) Припремите резанце и прелијте их остатком уља, преосталим сосом и 1 кашиком течности за кисељење краставца. Кувајте 3 минута док се не загреје.

66. Вегански ББК терииаки тофу

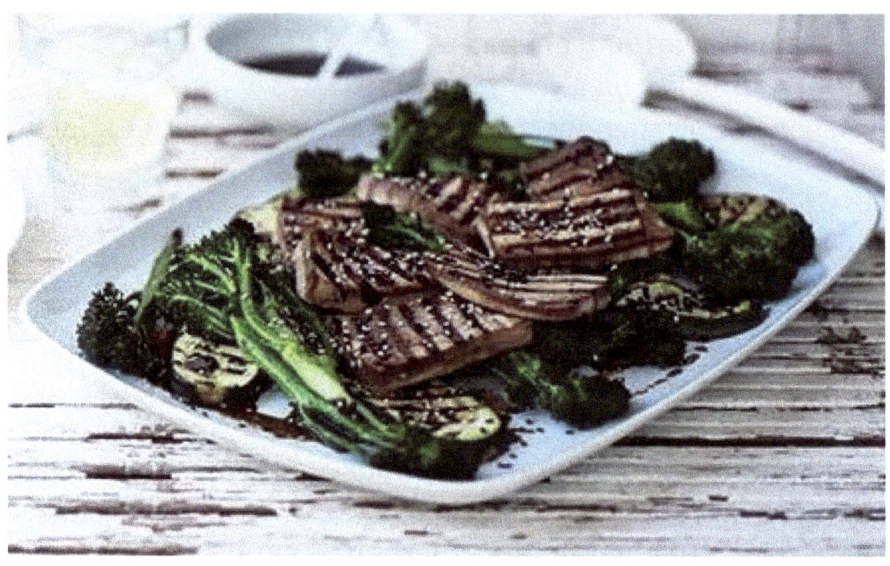

Састојци:

- 4 кашике соја соса са мало соли.
- 2 кашике меког смеђег шећера.
- Уштипкајте млевени ђумбир.
- 2 кашике мирина.
- 3 кашичице сусамовог уља.
- 350 г блок изузетно чврстог тофуа (погледајте савет испод) исеченог на дебеле кришке.
- 1/2 кашике репичиног уља.
- 2 тиквице, хоризонтално исечене на траке.
- 200 г меког броколија.
- Бело и црно сусам, за послуживање.

Упутства:

a) Помешајте соја сос, меки смеђи шећер, ђумбир и мирин са 1 кашичицом сусамовог уља и премажите све комадиће тофуа.

b) Ставите их у велики, плитак оброк и прелијте преосталом маринадом. Охладите најмање 1 сат.

c) Загрејте роштиљ док угаљ не усија бело или загрејте тигањ. Преостало сусамово уље помешајте са репичиним уљем и премажите кришке тиквица и броколи.

d) Пеците их на угљевљу 7-10 минута или док не заболе, а затим сачувајте и држите на топлом.

e) Пеците комаде тофуа са обе стране на угљевљу 5 минута (или користите тигањ) док не порумене и постану хрскави на ивицама.

f) Послужите тофу на подлози од поврћа са заосталом маринадом и поспите преко сусама.

67. Тофу са кором са ротквом

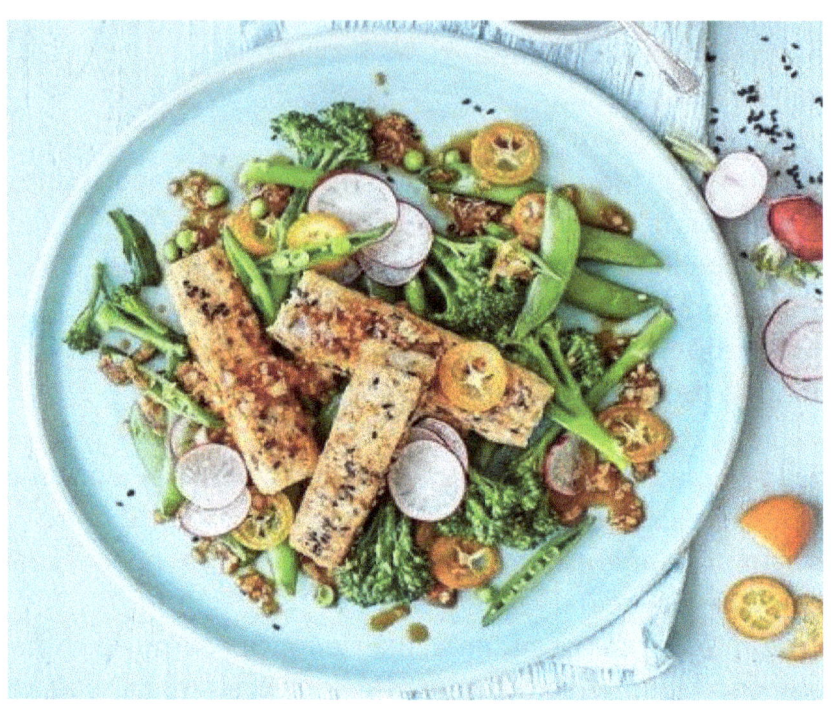

Састојци:

- 200 г чврстог тофуа.
- 2 кашике сусама.
- 1 кашика јапанског сашими тогарашија.

Мешавина зачина

- 1/2 кашике кукурузног брашна.
- 1 кашика сусамовог уља.
- 1 кашика биљног уља.
- 200 г меког броколија.
- 100 г грашка шећера.
- 4 ротквице, веома ситно исечене.
- 2 млада лука, пажљиво исецкана.
- 3 кумквата, веома фино исечена.

За облачење

- 2 кашике јапанског соја соса са мало соли.
- 2 кашике јузу сока
- 1 кашичица златног шећера.
- 1 мала љутика, ситно нарезана на коцкице.
- 1 кашичица ренданог ђумбира.

Упутства:

a) Прережите тофу на пола, добро покријте кухињским папиром и ставите на тањир. Ставите тешки тигањ на врх да исцедите воду из њега. Измените папир неколико пута док тофу не постане сув, а затим га исеците на зрнасте комаде.

b) Помешајте семенке сусама, мешавину јапанских зачина и кукурузно брашно у посуди. Прскајте по тофуу док се добро не нанесе. Оставите на страну.

c) У малој чинији помешајте састојке за прелив. Проври тигањ воде за поврће и загрејте два уља у великом тигању.

d) Када се тигањ загреје, убаците тофу и пржите по 1 минут отприлике са сваке стране док лепо не порумени.

e) Када вода прокључа, припремите броколи и шећерни грашак 2-3 минута.

68. Димљена салата од туњевине од сланутка

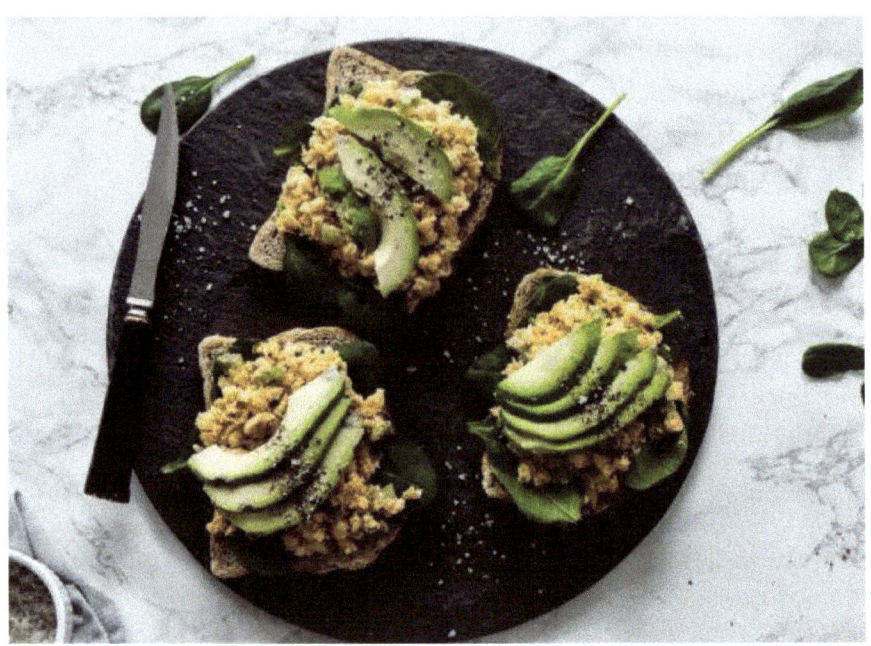

туњевина од сланутка:

- 15 оз. куваног сланутка из конзерве или на други начин.
- 2-3 кашике обичног јогурта без млека или веганског мајонеза.
- 2 кашичице дижон сенфа.
- 1/2 кашичице млевеног кима.
- 1/2 кашичице димљене паприке.
- 1 кашика свежег лимуновог сока.
- 1 стабљика целера исечена на коцкице.
- 2 главице лука сецкане.
- Морска со по укусу.

Монтажа сендвича:

- 4 комада раженог хлеба или проклијалог пшеничног хлеба.
- 1 шоља спанаћа за бебе.
- 1 авокадо исечен на коцкице.
- Сол + бибер.

Упутства:

a) Припремите салату од туњевине од сланутка

b) У машини за прераду хране умутите сланутак док не личи на грубу, мрвљиву текстуру. Сипајте сланутак у посуду средње величине и укључите остатак активних састојака, мешајући док се добро не сједини. Зачините са доста морске соли по сопственом укусу.

c) Направите свој сендвич

d) На сваку кришку хлеба ставите беби спанаћ; додајте неколико гомила салате од туњевине од сланутка, равномерно распоредите. На врх ставите кришке авокада, неколико зрна морске соли и тек млевеног бибера.

ПРИЛОЗИ И САЛАТЕ

69.   Клице са боранија

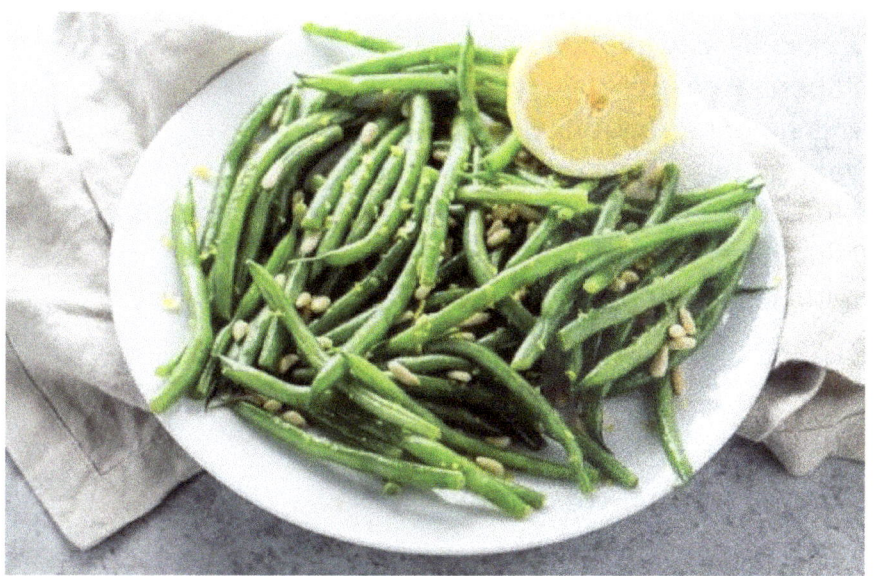

Састојци:

- 600 г прокулице, нарезане на четвртине и исечене.
- 600 г бораније.
- 1 кашика маслиновог уља.
- Корица и сок од 1 лимуна.
- 4 кашике тостираних пињола.

Упутства:

а) Кувајте пар секунди, па додајте поврће и пржите 3-4 минута док клице мало не побојају.

b) Додајте мало лимуновог сока и со и бибер по укусу.

70. Пилав од печурака

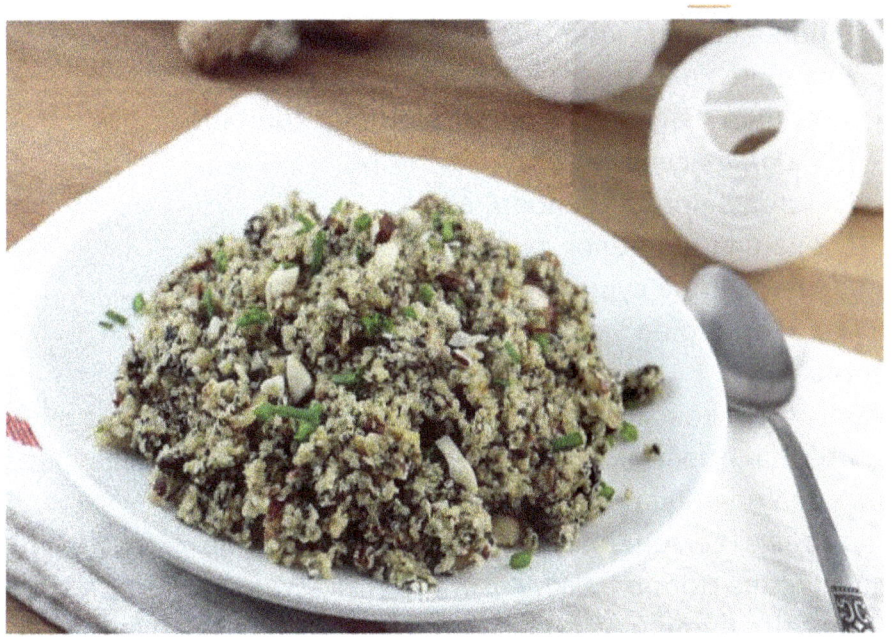

Чини 2

Састојци
- 1 шоља семена конопље
- 2 кашике кокосовог уља
- 3 средње печурке, ситно исечене на коцкице
- 1/4 шоље исечених бадема
- 1/2 шоље чорбе од поврћа
- 1/2 кашичице белог лука у праху
- 1/4 кашичице сушеног першуна
- Сол и бибер по укусу

Упутства

a) Загрејте кокосово уље у тигању на средњој ватри и оставите да проври. Додајте нарезане бадеме и печурке у тигањ када почну да пуштају мехуриће.

b) Додајте семенке конопље у тигањ након што печурке омекшају. Све добро измешајте.

c) Додајте бујон и зачине.

d) Смањите ватру на средње ниску и пустите да се чорба натопи и проври.

71. Веган Цолеслав

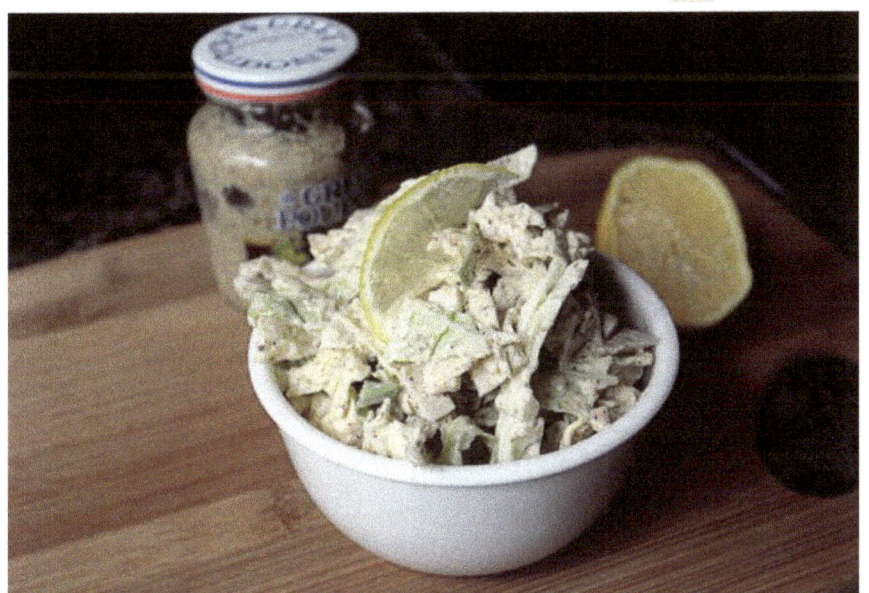

Чини 3

Састојци
- 1/4 главице савојског купуса
- 1/3 шоље веганског мајонеза
- 1 кашика лимуновог сока
- 1 кашичица дижон сенфа
- 1/4 кашичице белог лука у праху
- 1/4 кашичице лука у праху
- 1/4 кашичице бибера
- 1/8 кашичице паприке
- Пинцх Салт

Упутства

a) Савојски купус исецкајте по дужини тако да сваки прамен чисто одвоји од купуса.

b) Помешајте купус са свим осталим састојцима у посуди за мешање. Баци около.

72. Веггие медлеи

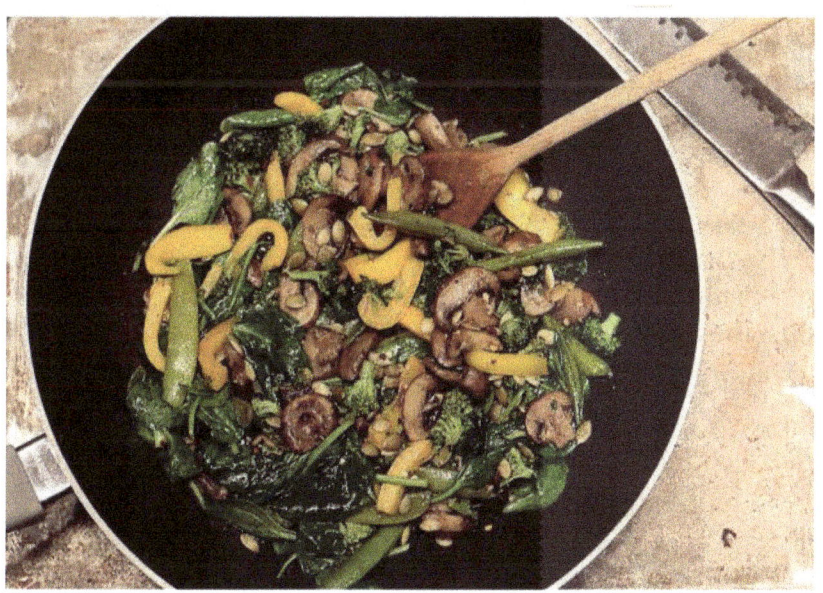

Чини 2

Састојци

- 6 кашика маслиновог уља
- 240 г Баби Белла печурака
- 115 г броколија
- 90 г паприке
- 90 г спанаћа
- 2 кашике семена бундеве
- 2 кашичице млевеног белог лука
- 1 кашичица соли
- 1 кашичица бибера
- 1/2 кашичице пахуљица црвене паприке

Упутства

a) Загрејте маслиново уље у воку на јакој ватри. Додајте бели лук и кувајте минут.

b) Када бели лук почне да порумени, додајте печурке и промешајте да се сједине.

c) Након што су печурке упиле већину уља, додајте броколи и паприке и све добро сједините.

d) Убаците све зачине и семенке бундеве.

e) Када је поврће готово, прелијте га спанаћем и пустите да пара увене.

f) Све помешајте и послужите када спанаћ увене.

73. Печени зелени пасуљ

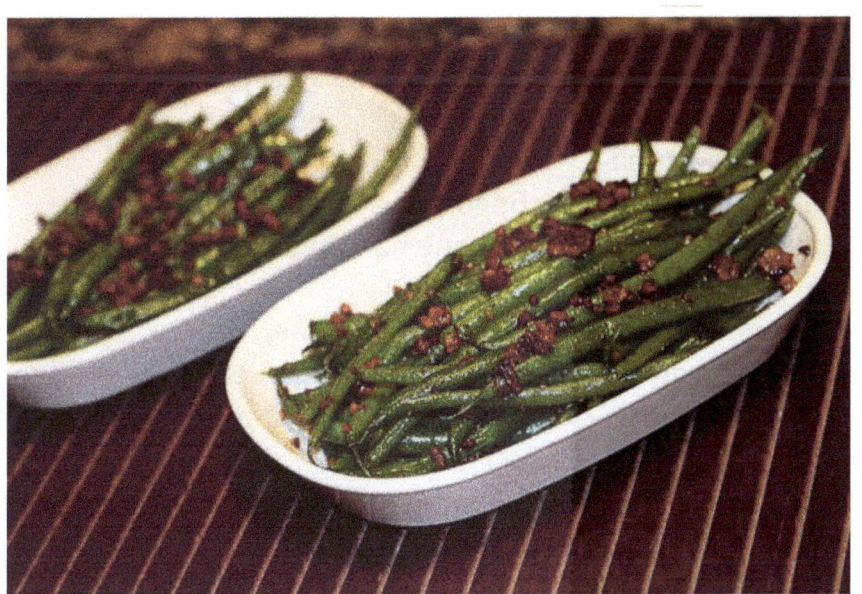

Чини 4

Састојци
- 1 лб. Зелени пасуљ
- 1/4 шоље маслиновог уља
- 1/2 шоље сецканих ораха
- 1 лимунова кора
- 2 кашичице млевеног белог лука
- 1 кашичица пахуљица црвене паприке

Упутства

a) У процесору за храну самељите пекане.

b) Боранију прелијте маслиновим уљем, лимуновом корицом, млевеним белим луком и пахуљицама црвене паприке.

c) Загрејте рерну на 350 ° Ф и пеците боstraние 20-25 минута.

d) Украсите млевеним пеканима.

74. Пржене клице кеља

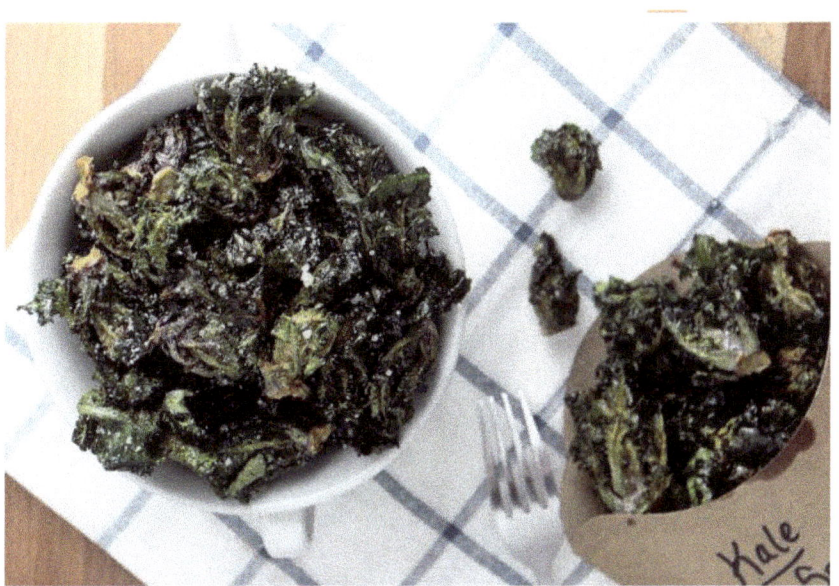

Чини 2

Састојци
- 1/2 врећице Кале Спроутс
- Уље за дубоко пржење
- Сол и бибер по укусу

Упутства
a)   У фритези загрејте уље док се не загреје.

b)   Ставите клице кеља у корпу за фритезе.

c)   Наставите да кувате клице кеља док ивице луковице не порумене, а листови не постану тамнозелени.

d)   Извадите из корпе и оцедите вишак масноће на папирним убрусима.

e)   Посолите и побиберите по укусу и уживајте!

75. Гриллед Веггиес

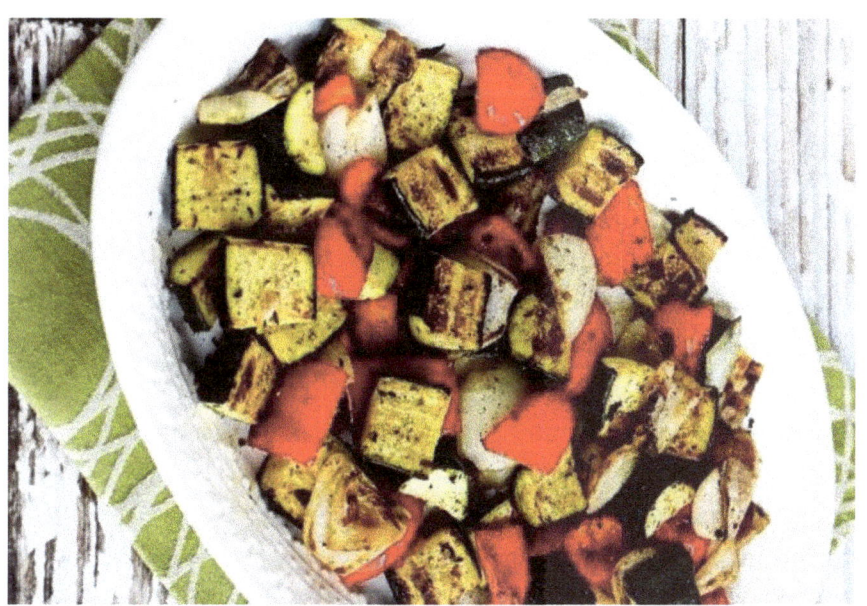

Прави 6 порција

Састојци
- 2 средње тиквице
- 8 унци печурака
- 2 паприке
- 4 кашике уља авокада
- 1/2 кашичице сушеног оригана
- 1/2 кашичице сушеног босиљка
- 1/4 кашичице белог лука у праху
- 1/2 кашичице сушеног рузмарина

Упутства

a) Комбинујте уље са осушеним зачинима. Додајте прстохват соли и бибера.

b) Поврће прелијте маринадом и оставите да одстоји 10 минута или више док загревате роштиљ.

c) Пеците поврће на прилично врућој ватри. Кувајте поврће док не омекша и послужите!

76.   Мешана зелена салата

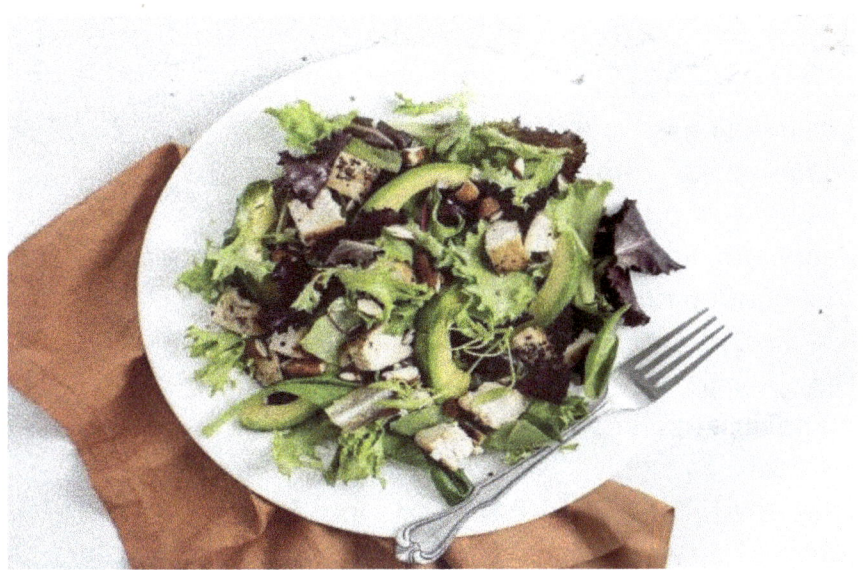

Чини 1

Састојци
Салата
● 2 ОЗ. Микед Греенс
● 3 кашике пињола или бадема, печени
● 2 кашике жељеног винаигрета
● 2 кашике обријаног пармезана
● 1 авокадо, коштица и кожица уклоњени и нарезани
● Сол и бибер по укусу

Упутства
a) За послуживање: Помешајте зеленило са пињолима и винаигретом.
b) Зачините сољу и бибером по укусу и украсите комадићима пармезана.
c) Уживати.

77.   Салата од тофуа и бок чоја

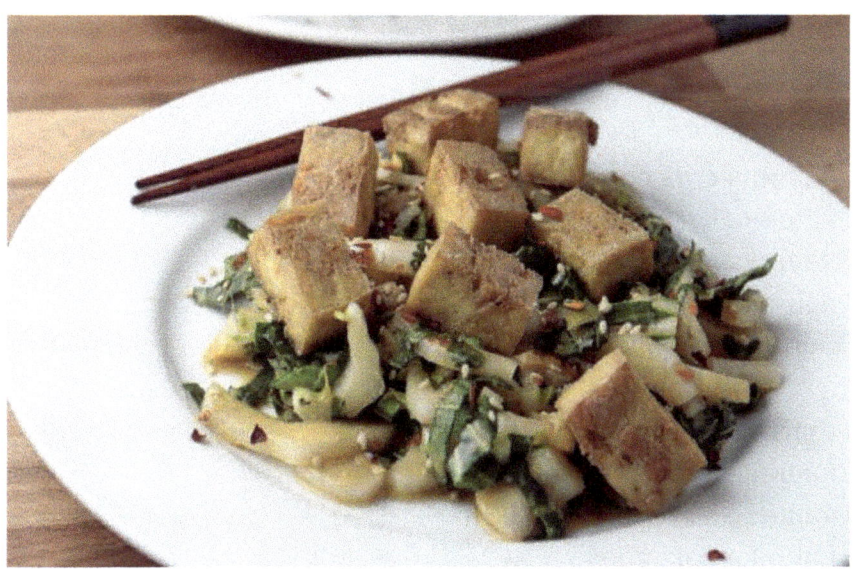

Чини 3

Састојци
- 15 оз. Екстра чврст тофу
- 9 оз. Бок Цхои

Маринаде
- 1 кашика соја соса
- 1 кашика сусамовог уља
- 1 кашика воде
- 2 кашичице млевеног белог лука
- Сок од 1/2 лимуна

Сос
- 1 стабљика зеленог лука
- 2 кашике цилантра, сецкане
- 3 кашике кокосовог уља
- 2 кашике соја соса
- 1 кашика Срирацха
- 1 кашика путера од кикирикија
- Сок од 1/2 лимете
- 7 капи течне стевије

Упутства

a) Загрејте рерну на 350 степени Фаренхајта.

b) Помешајте све састојке за маринаду у чинији (соја сос, сусамово уље, вода, бели лук и лимун).

c) Тофу исећи на квадрате и сјединити са маринадом у пластичној кеси. Маринирајте 10 минута или дуже.

d) Уклоните тофу и пеците 15 минута на плеху.

e) У посуди за мешање помешајте све састојке за сос.

f) Извадите тофу из рерне и помешајте тофу, бок чој и со у чинији за салату.

78. Веганска салата од краставаца

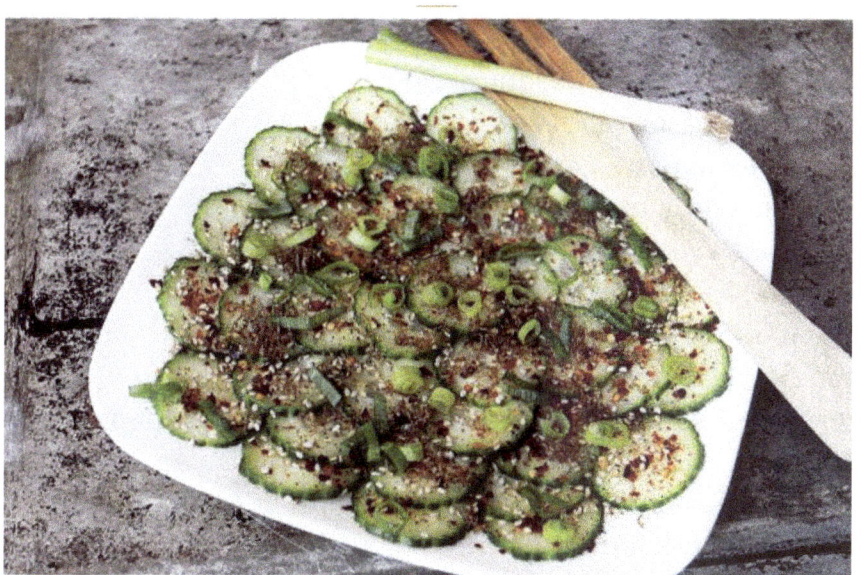

Чини 1

Састојци
- 3/4 великог краставца
- 1 пакет Схиратаки резанци
- 2 кашике кокосовог уља
- 1 средњи млади лук
- 1/4 кашичице пахуљица црвене паприке
- 1 кашика сусамовог уља
- 1 кашичица семена сусама
- Сол и бибер по укусу

Упутства

a) Загрејте 2 кашике кокосовог уља у тигању на средње јакој ватри.

b) Додајте резанце и поклопите. Кувајте 5-7 минута или док не постану хрскави и порумени.

c) Уклоните Схиратаки резанце из тигања и оцедите их на папирним убрусима. Оставите на страну.

d) Танко исеците краставац и ставите у чинију. Поспите младим луком, пахуљицама црвене паприке, сусамовим уљем и резанцима.

e) Зачините по укусу сољу и бибером.

f) Украсите сусамом и послужите на тањиру.

79. Темпех и слатки кромпир

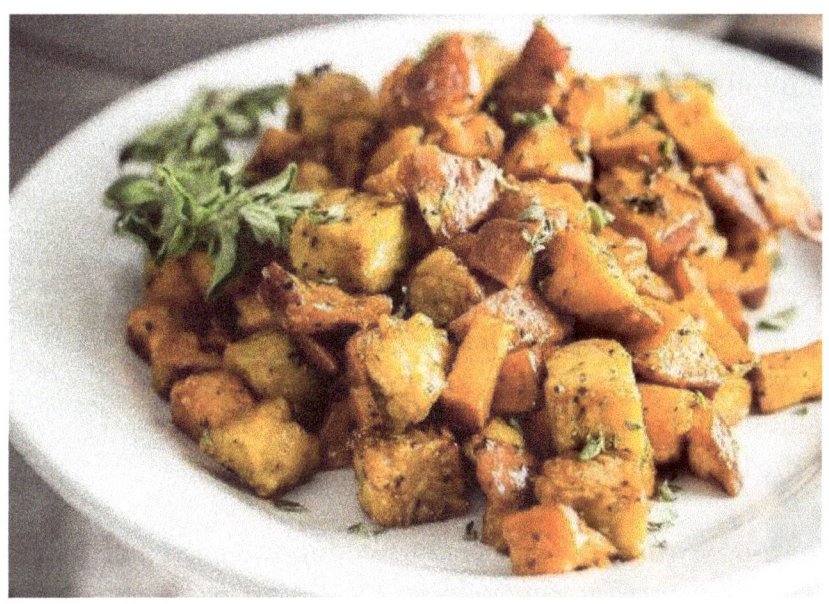

Прави 4 порције

Састојци

- Темпех од 1 фунте
- 2 кашике соја соса
- 1 кашичица млевеног коријандера
- 1/2 кашичице куркуме
- 2 кашике маслиновог уља
- 3 велике љутике, сецкане
- 1 или 2 средња слатка кромпира, ољуштена и исечена на коцкице од 1/2 инча
- 2 кашичице наренданог свежег ђумбира
- 1 шоља сока од ананаса
- 2 кашичице светло браон шећера
- Сок од 1 лимете

Упутства

a) У средњем тигању са кључањем воде кувајте темпех 30 минута. Пребаците га у плитку посуду. Додајте 2 кашике соја соса, коријандера и куркуме, сипајте да се премаже. Оставите на страну.

b) У великом тигању загрејте 1 кашику уља на средњој ватри. Додајте темпех и кувајте док не порумени са обе стране, око 4 минута по страни. Извадите из тигања и оставите на страну.

c) У истом тигању загрејте преостале 2 кашике уља на средњој ватри. Додајте лук и слатки кромпир. Покријте и кувајте док не омекшају и лагано порумени, око 10 минута.

d) Умешајте ђумбир, сок од ананаса, преосталу 1 кашику соја соса и шећер, мешајући да се сједини.

e) Смањите топлоту на малу, додајте кувани темпех, поклопите и кувајте док кромпир не омекша, око 10 минута. Темпех и слатки кромпир пребаците у посуду за сервирање и држите на топлом.

f) Умешајте сок од лимете у сос и динстајте 1 минут да се укуси споје.

g) Прелијте сос преко темпеха и одмах послужите.

80. Тајландска салата од киное

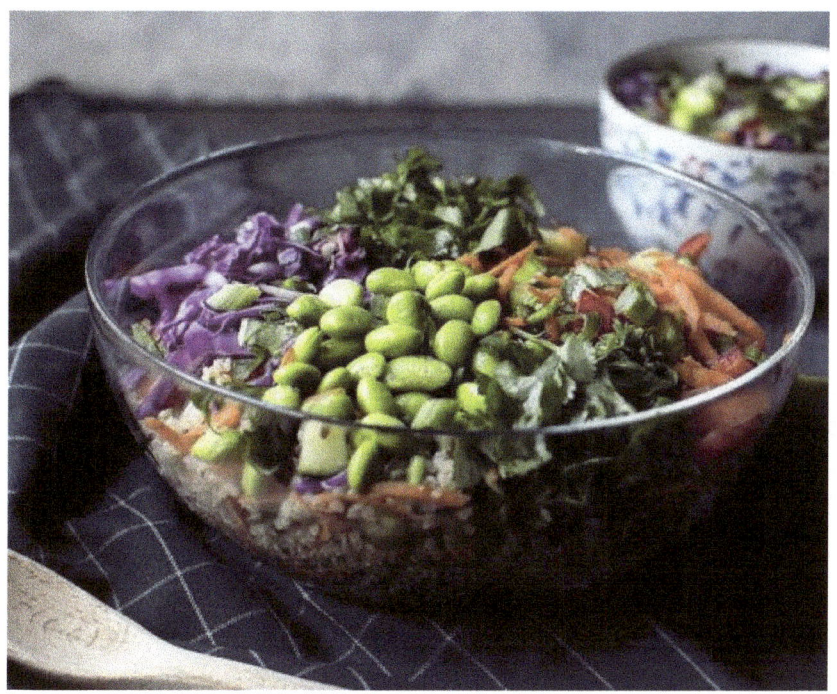

За салату:

● 1/2 шоље куване киное Користио сам комбинацију црвене и беле.

● 3 кашике рендане шаргарепе.

● 2 кашике црвене паприке, пажљиво исечене.

● 3 кашике краставца, ситно исеченог.

● Ако је замрзнут, 1/2 шоље едамаме одмрзнут.

● 2 главице лука, ситно исецкане.

● 1/4 шоље црвеног купуса, ситно исеченог.

● 1 кашика цилантро, пажљиво исецкана.

● 2 кашике печеног кикирикија, сецканог (опционо).

● По укусу соли.

Тајландски дресинг од кикирикија:

● 1 кашика кремастог природног путера од кикирикија.

● 2 кашичице соја соса са мало соли.

● 1 кашичица пиринчаног сирћета.

● 1/2 кашичице сусамовог уља.

● 1/2 - 1 кашичице срирацха соса (опционо).

● 1 чен белог лука, пажљиво млевен.

● 1/2 кашичице ренданог ђумбира.

● 1 кашичица лимуновог сока.

● 1/2 кашичице нектара агаве (или меда).

Упутства:

a) Направите тајландски прелив од кикирикија:

b) Комбинујте све састојке за ношење мале посуде и мешајте док се добро не сједине.

c) Да направите салату:

d) Интегришите киноу са поврћем у посуду за мешање. Укључите прелив и добро изблендајте да се интегрише.

e) Попрскајте печени кикирики по врху и послужите!

ДЕССЕРТС

81.   Сорбет са цилантром и лиметом од авокада

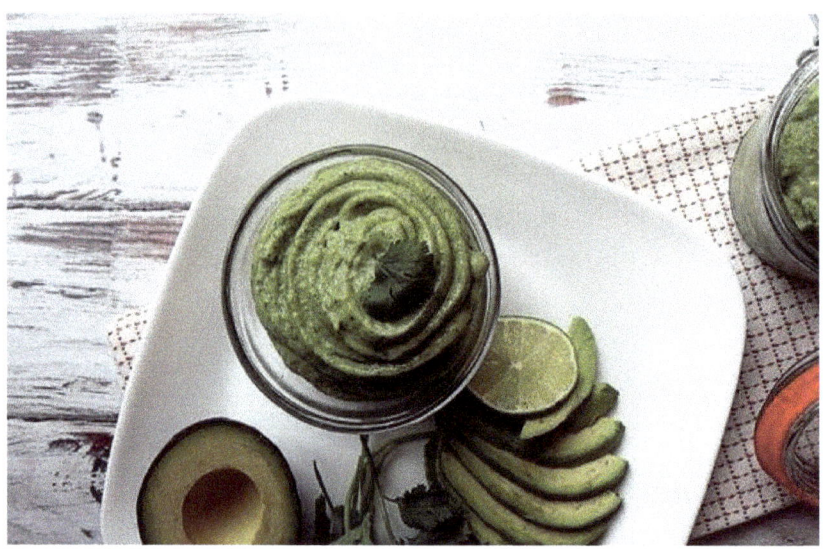

Чини 4

Састојци
- 2 авокада (уклоњена коштица и кожа)
- 1/4 шоље еритритола, у праху
- 2 средње лимете, сок и кора
- 1 шоља кокосовог млека
- 1/4 кашичице течне стевије
- 1/4 – 1/2 шоље цилантро, сецканог

Упутства
a) Доведите кокосово млеко да проври у шерпи. Додајте корицу лимете.

b) Оставите смешу да се охлади, а затим замрзните.

c) У процесору за храну помешајте авокадо, цилантро и сок од лимете. Пулсирајте док смеса не добије зрнасту текстуру.

d) Сипајте мешавину кокосовог млека и течну стевију преко авокада. Пулсирајте мешавину док не достигне одговарајућу конзистенцију. За овај задатак потребно је отприлике 2-3 минута.

e) Вратите у замрзивач да се одмрзне или послужите одмах!

82.   Колач од пита од бундеве

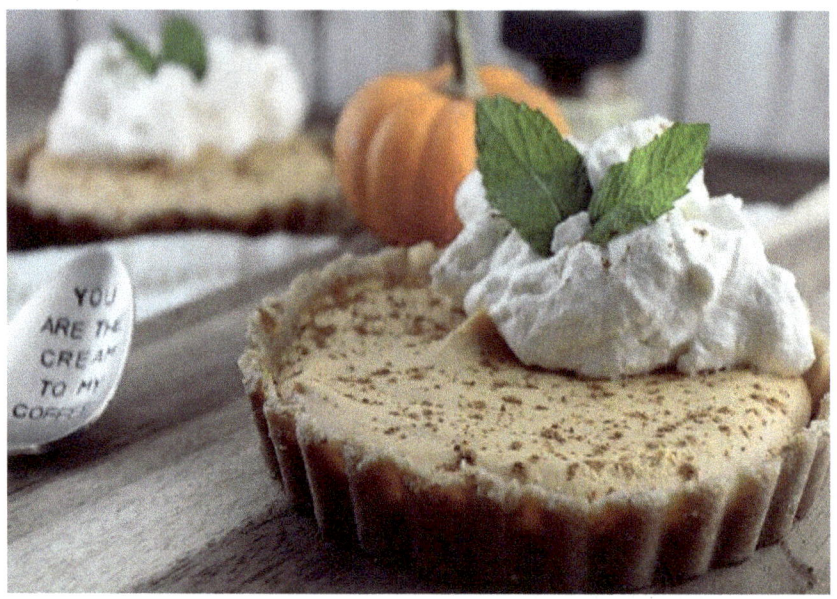

Чини 1

Састојци
Тхе Цруст
- 3/4 шоље бадемовог брашна
- 1/2 шоље оброка од ланеног семена
- 1/4 шоље путера
- 1 кашичица зачина за питу од бундеве
- 25 капи течне стевије

Тхе Пуњење
- 6 оз. Вегански крем сир
- 1/3 шоље пиреа од бундеве
- 2 кашике павлаке
- 1/4 шоље веганске тешке креме
- 3 кашике путера
- 1/4 кашичице зачина за питу од бундеве
- 25 капи течне стевије

Упутства
a)   Помешајте све суве састојке за кору и добро промешајте.

b)   Изгњечите суве састојке са путером и течном стевијом док се не формира тесто.

c)   За своје мини тепсије за колаче, разваљајте тесто у мале куглице.

d)   Притискајте тесто уз ивицу посуде за торту док не досегне и не крене према ивицама.

e)   Комбинујте све састојке за пуњење у посуди за мешање.

f)   Помешајте састојке за пуњење помоћу урањајућег блендера.

g)   Када су састојци за фил глатки, распоредите их у кору и охладите.

h)   Извадите из фрижидера, нарежите и по жељи прелијте шлагом.

83. Мока сладолед

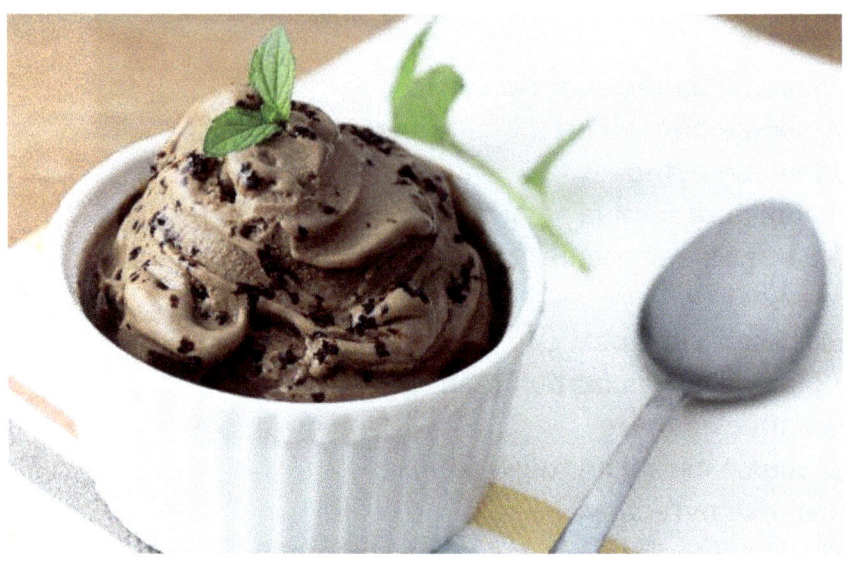

Чини 2

Састојци

- 1 шоља кокосовог млека
- 1/4 шоље веганске тешке креме
- 2 кашике еритритола
- 20 капи течне стевије
- 2 кашике какао праха
- 1 кашика инстант кафе
- Нана

Упутства

a) Помешајте све састојке, а затим их пребаците у апарат за сладолед и мешајте према упутствима произвођача 15-20 минута.

b) Када је сладолед меко замрзнут, послужите одмах са листом менте.

84.   Крофне од вишње и чоколаде

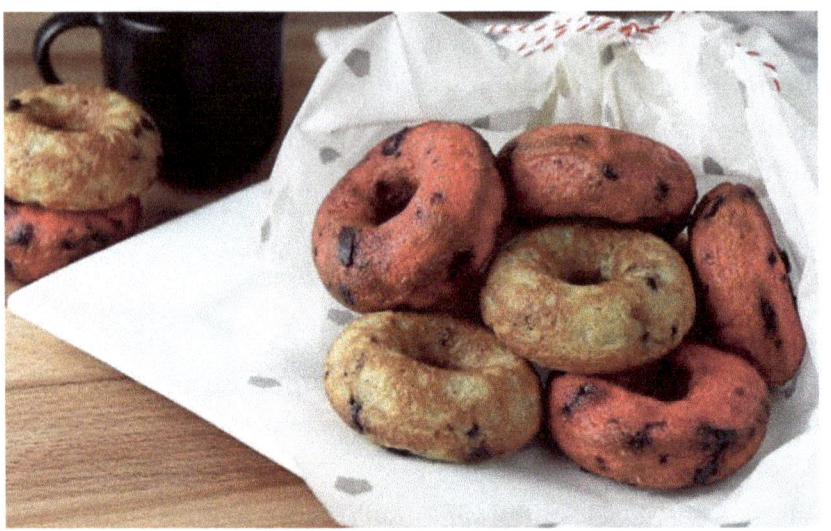

Чини 12

Суви састојци

- 3/4 шоље бадемовог брашна
- 1/4 шоље Златног оброка од ланеног семена
- 1 кашичица прашка за пециво
- Пинцх Салт
- 10 г црне чоколаде, исечене на коцкице

Влажни састојци

- 2 велика јаја
- 1 кашичица екстракта ваниле
- 2 1/2 кашике кокосовог уља
- 3 кашике кокосовог млека

Упутства

a)   У великој посуди за мешање помешајте суве састојке (осим црне чоколаде).

b)   Умешајте влажне састојке, а затим умешајте комадиће тамне чоколаде.

c)   Укључите апарат за крофне и наљите га ако је потребно.

d)   Сипајте тесто у апарат за крофне, затворите и пеците око 4-5 минута.

e)   Смањите ватру на ниску и кувајте још 2-3 минута.

f)   Поновите за остатак теста, а затим послужите.

85.   Пудинг од купина

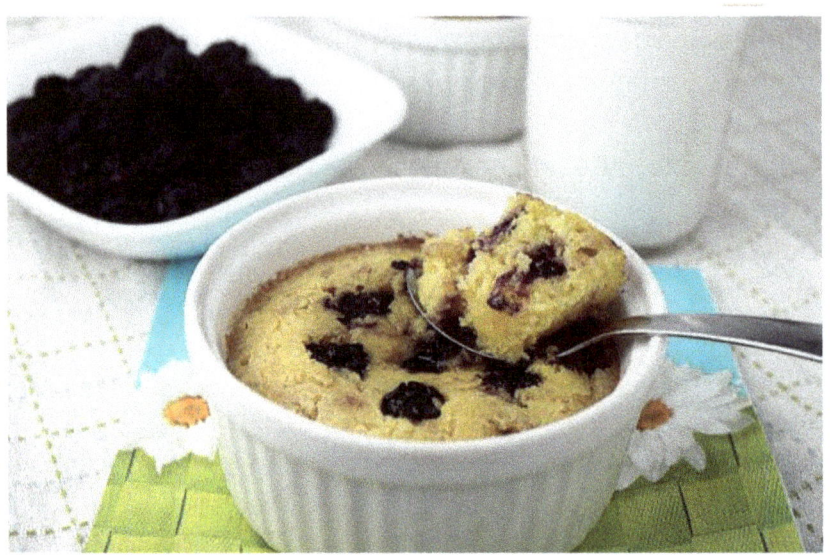

Чини 1

Састојци

- 1/4 шоље кокосовог брашна
- 1/4 кашичице прашка за пециво
- 2 кашике кокосовог уља
- 2 кашике веганског путера
- 2 кашике веганске тешке креме
- 2 кашичице лимуновог сока
- Корица 1 лимуна
- 1/4 шоље купина
- 2 кашике еритритола
- 20 капи течне стевије

Упутства

a) Загрејте рерну на 350 степени Фаренхајта.

b) Просејте суве састојке преко влажних компоненти и мешајте на малој брзини док се добро не сједине.

c) Поделити тесто између две рамекине.

d) Гурните купине на врх теста да их равномерно распореде у тесту.

e) Пеците 20-25 минута.

f) Послужите са кашичицом густог шлага на врху!

86. Пита од бундеве са јаворовим сирупом

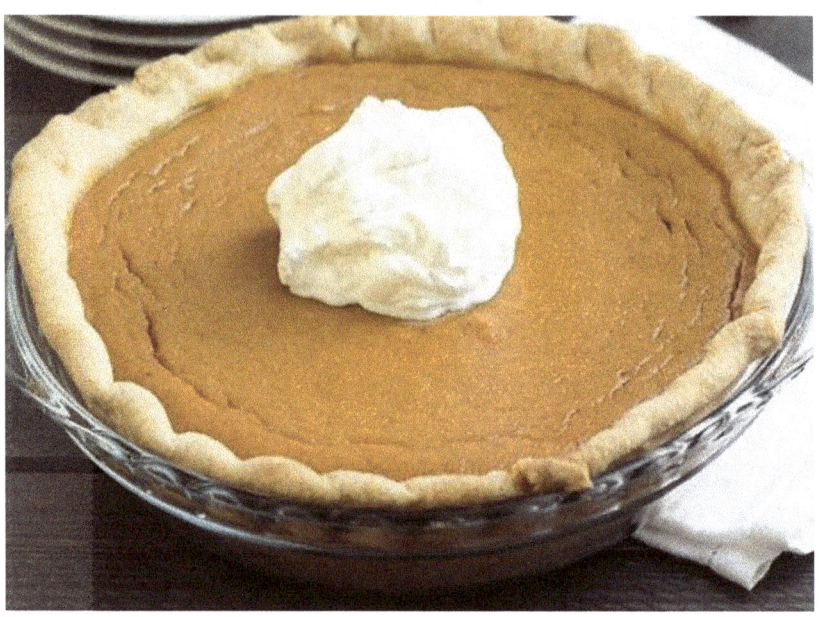

Прави 8 порција

Састојци

- 1 веганска кора за питу
- 1 конзерва (16 унци) чврсто пакује бундеву
- 1 пакет (12 унци) екстра чврстог свиленог тофуа, оцеђен
- 1 шоља шећера
- 2 кашичице млевеног цимета
- 1/2 кашичице млевене алеве паприке
- 1/2 кашичице млевеног ђумбира
- 1/2 кашичице млевеног мушкатног орашчића

Упутства

a) Измешајте бундеву и тофу у процесору за храну док не постане глатка. Додајте шећер, јаворов сируп, цимет, алеве паприке, ђумбир и мушкатни орашчић док не постане глатко.

b) Загрејте рерну на 400 степени Фаренхајта.

c) Филовати кору филом. Пеците 15 минута на 350 ° Ф.

87.   Рустиц Цоттаге Пие

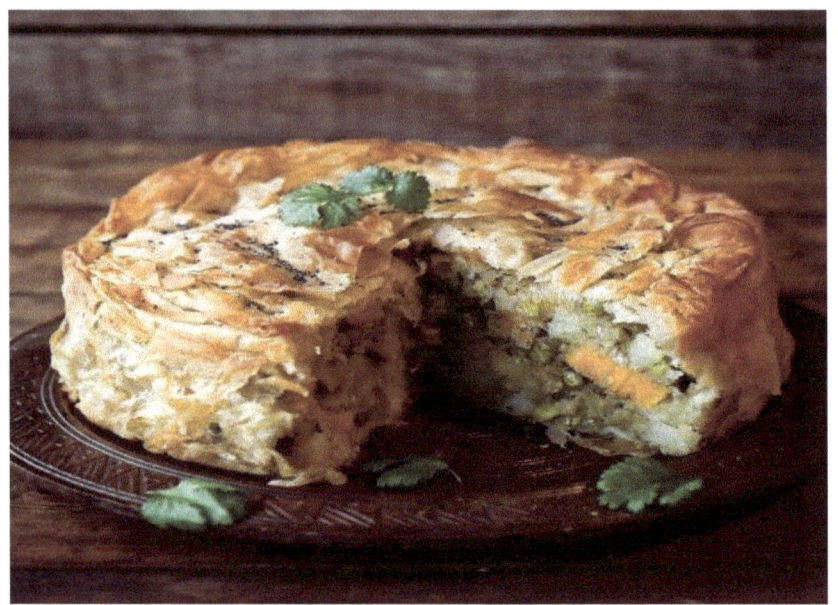

Прави 4 до 6 порција

Састојци

- Јукон Голд кромпир, ољуштен и исечен на коцкице
- 2 кашике веганског маргарина
- 1/4 шоље обичног незаслађеног сојиног млека
- Сол и свеже млевени црни бибер
- 1 кашика маслиновог уља
- 1 средњи жути лук, ситно исецкан
- 1 средња шаргарепа, ситно исецкана
- 1 ребро целера, ситно исецкано
- 12 унци сеитана, ситно исецканог
- 1 шоља смрзнутог грашка
- 1 шоља смрзнутих зрна кукуруза
- 1 кашичица сушеног укуса
- 1/2 кашичице сушеног тимијана

Упутства

a)   У лонцу са кључалом сланом водом кувајте кромпир док не омекша, 15 до 20 минута.

b)   Добро оцедите и вратите у шерпу. Додајте маргарин, сојино млеко, со и бибер по укусу.

c)   Грубо изгњечите гњечицом за кромпир и оставите на страну. Загрејте рерну на 350 ° Ф.

d)   У великом тигању загрејте уље на средњој ватри. Додајте лук, шаргарепу и целер.

e)   Покријте и кувајте док не омекша, око 10 минута. Пребаците поврће у посуду за печење величине 9 к 13 инча. Умешајте сејтан, сос од печурака, грашак, кукуруз, сланину и тимијан.

f)   Зачините сољу и бибером по укусу и равномерно распоредите смесу у плех за печење.

g)   На врх ставите пире кромпир, ширите до ивица плеха за печење. Пеците док кромпир не порумени и фил не постане пенасти, око 45 минута.

h)   Послужите одмах.

88. Чоколадни амаретто фонди

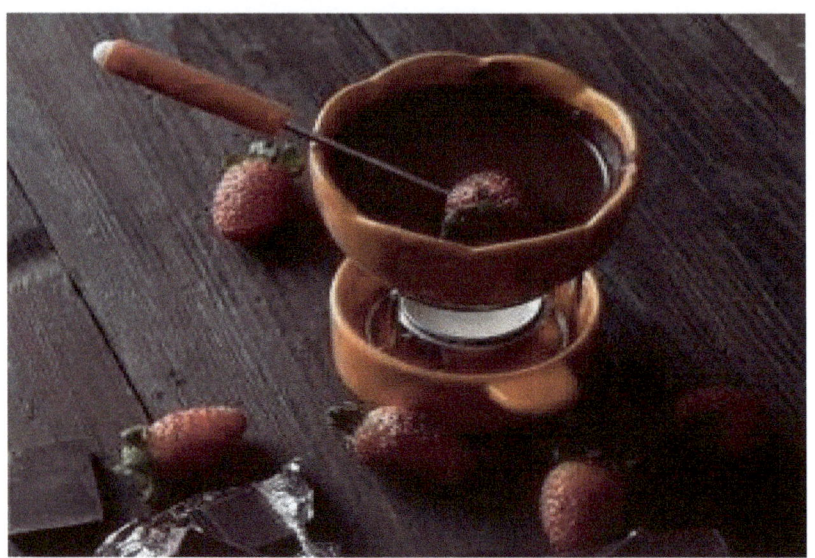

Прави 4 порције

Састојци
- 3 унце незаслађене чоколаде за печење
- 1 шоља густе павлаке
- 24 пакета заслађивача аспартама
- 1 кашика шећера
- 1 кашичица амаретто
- 1 кашичица екстракта ваниле
- Бобице, ½ шоље по порцији

Упутства

a) Изломите чоколаду на мале комадиће и ставите у чашу од 2 шоље са кремом.

b) Загрејте у микроталасној пећници на јакој температури док се чоколада не отопи, око 2 минута. Мутите док смеса не постане сјајна.

c) Додајте заслађивач, шећер, амаретто и ванилију, мутите док смеса не постане глатка.

d) Пребаците смешу у лонац за фонди или чинију за сервирање. Послужите са бобицама за умакање.

89. Фланс са кулијем од малине

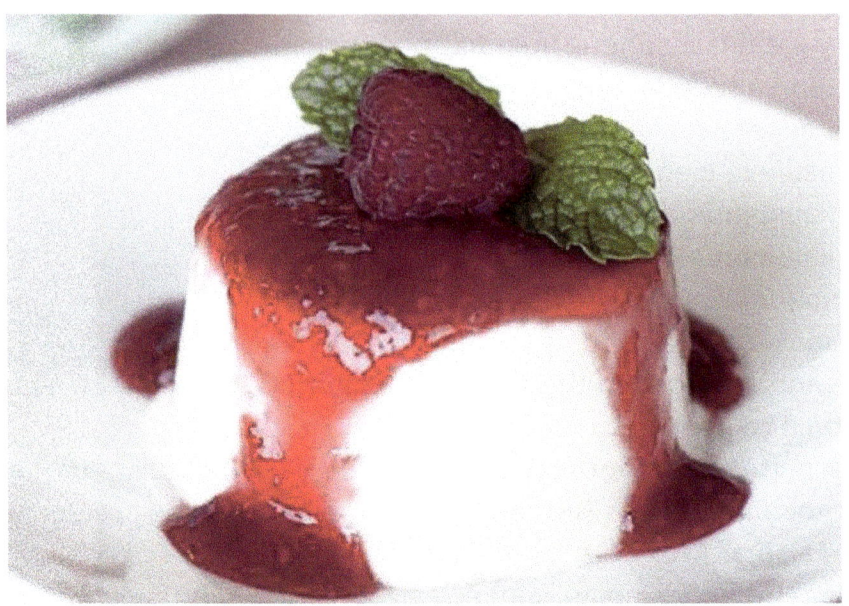

Прави 2 до 4 порције

Састојци

- 1 шоља млека
- 1 шоља пола-пола
- 2 велика јаја
- 2 велика жуманца
- 6 пакетића заслађивача аспартама
- ¼ кашичице кошер соли
- 1 кашичица екстракта ваниле
- 1 шоља свежих малина

Упутства

a)   Ставите посуду за печење напуњену 1 инч воде на решетку у доњој трећини рерне.

b)   Маслац од шест ½ инча рамекина. Загрејте млеко и пола-пола у микроталасној пећници на јакој (100 посто снаге) 2 минута или на рингли у средњем лонцу док се не загреје.

c)   У међувремену умутите јаја и жуманца у средњој чинији док не постану пенасти.

d)   Врућу млечну мешавину постепено умутите у јаја. Умешајте заслађивач, со и ванилију. Сипајте смешу у припремљене рамекине.

e)   Ставите у шерпе напуњене водом и пеците док се крема не стегне, око 30 минута.

f)   Извадите посуђе из посуде за печење и охладите на собној температури на решетки, а затим ставите у фрижидер док се не охлади, око 2 сата.

g)   Да бисте направили кули, једноставно измрвите малине у пире. Додајте заслађивач по укусу.

h)   Да бисте послужили, прођите кашиком око ивице сваке креме и окрените је на тањир за десерт.

i)   Прелијте кулиса преко врхња креме и завршите са неколико свежих малина и гранчицом нане, ако користите.

90. Воћне куглице у бурбону

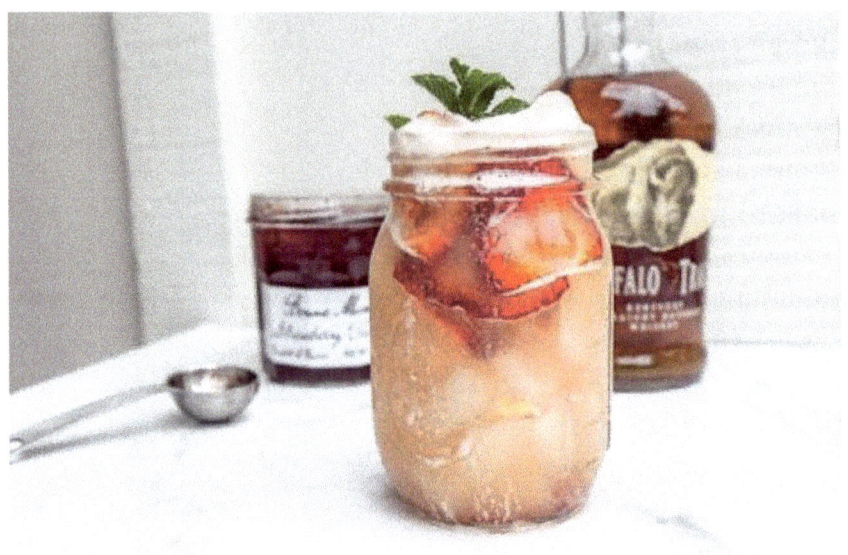

Прави 2 порције

Састојци
- ½ шоље куглица од диње
- ½ шоље преполовљених јагода
- 1 кашика бурбона
- 1 кашика шећера
- ½ пакета заслађивача аспартама
- Гранчице свеже нане за украс

Упутства

a) У стакленој посуди помешајте куглице диње и јагоде.

b) Прелијте бурбоном, шећером и аспартамом.

c) Покријте и ставите у фрижидер до времена сервирања. Кашиком сипајте воће у посуде за десерт и украсите листићима менте.

ВИНЕГРЕТЕ И МАРИНАДЕ

91. Прелив од белог лука

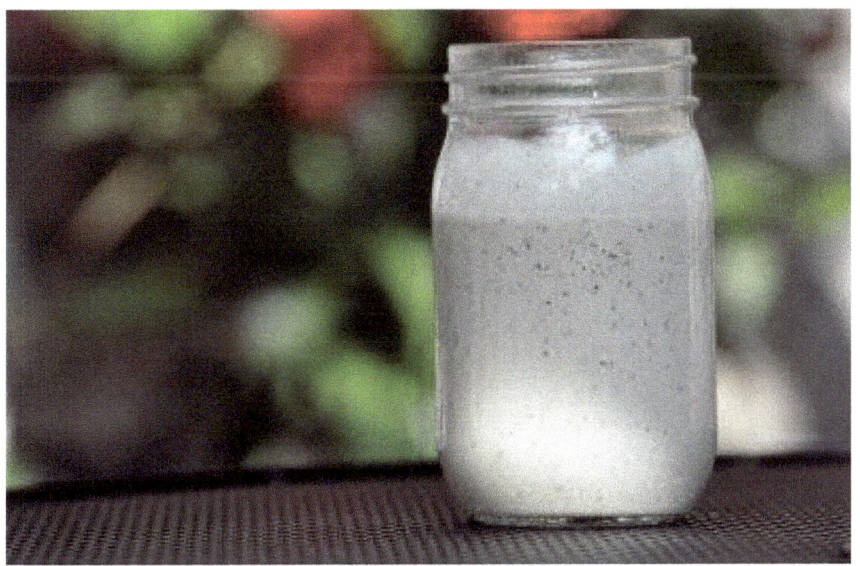

Састојци

- 1 кашичица белог лука у праху
- 2 кашике мајонеза
- 2 кашичице дижон сенфа
- 2 кашике свежег лимуновог сока
- Сол и свеже млевени црни бибер по укусу

Упутства

a) Помешајте све састојке у чинији за салату.

b) Прелијте салатом и послужите.

92.   Прелив од црвеног лука и цилантра

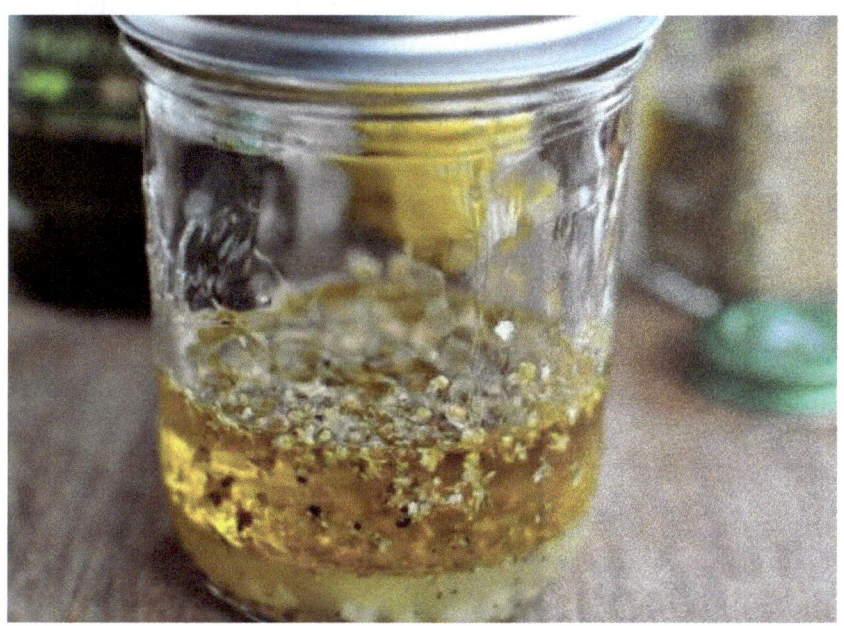

Састојци

- 1 кашичица ситно сецканог црвеног лука
- ½ кашичице ситно исецканог кристализованог ђумбира
- 1 кашика бланшираних и исецканих бадема
- 2 кашичице семена сусама
- ¼ кашичице семена аниса
- 1 кашичица млевеног свежег цилантра
- ⅛ кашичице цаиенне
- 1 кашика белог винског сирћета
- 1 кашика екстра девичанског маслиновог уља

Упутства

a) У малој посуди помешајте лук, ђумбир, бадеме, сусам, семе аниса, цилантро, кајенску и сирће.

b) Умешајте маслиново уље док се добро не сједини.

93. Дилли Ранцх кремасти прелив

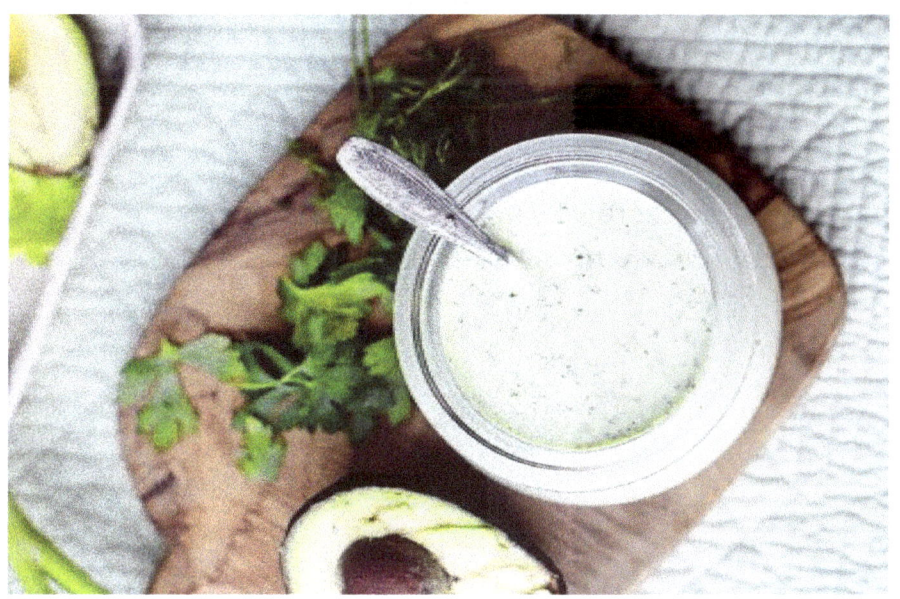

Састојци

- 2 кашике мајонеза
- 1 кашика ситно сецканог свежег копра
- 1 кашика белог винског сирћета
- 1 кашичица дижон сенфа

Упутства

a) Помешајте све састојке у чинији за салату.
b) Прелијте салатом и послужите.

94. Хот цха цха дрессинг

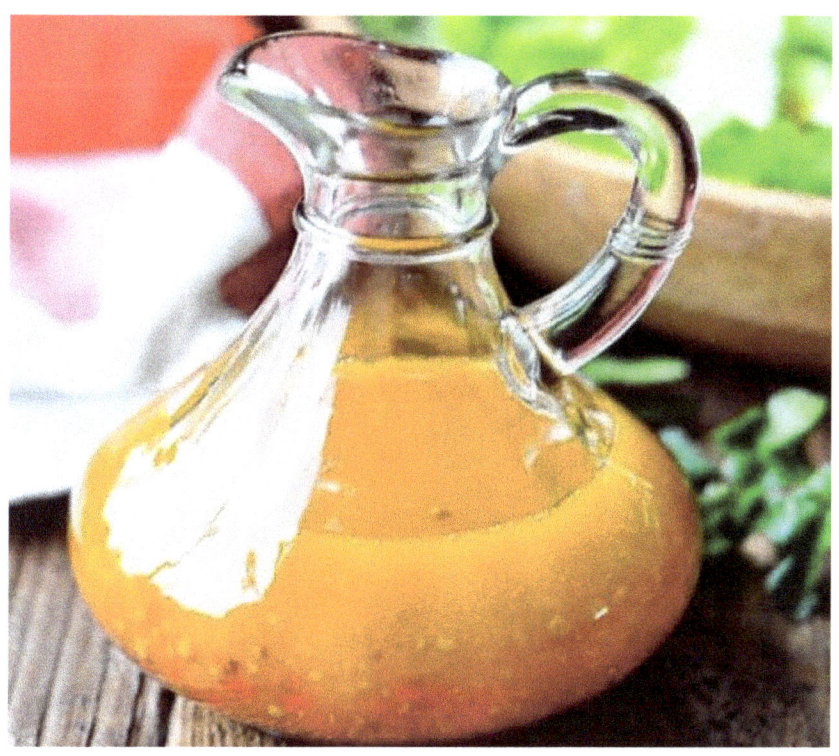

Састојци

- 1 кашика екстра девичанског маслиновог уља
- 1 кашика мајонеза
- 2 кашике благе или вруће салсе
- ¼ кашичице свеже млевеног црног бибера
- ⅛ кашичице млевеног кима
- 1 кашичица белог лука у праху
- ¼ кашичице оригана
- Кајенски по укусу (опционо)
- Сол и свеже млевени црни бибер по укусу

Упутства

a) Све састојке темељно помешајте у малој посуди.

b) Пробајте и прилагодите зачине.

95. Винегрет у стилу Цајуна

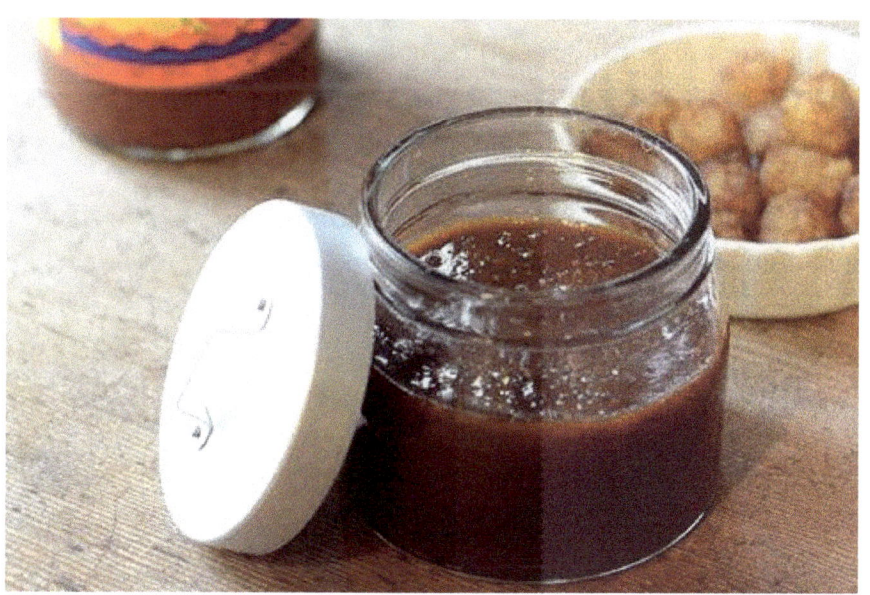

Састојци
- 2 кашике црвеног винског сирћета
- ½ кашичице слатке паприке
- ½ кашичице зрнастог дижон сенфа
- ⅛ кашичице кајенског или по укусу
- ⅛ кашичице (или мање) замене за шећер, опционо или по укусу
- 2 кашике екстра девичанског маслиновог уља
- со и свеже млевени црни бибер по укусу

Упутства

a) Помешајте све састојке у чинији за салату. Пробајте и прилагодите зачине.

b) На врх ставите зеље за салату, ставите и послужите.

96.   Винегрет од сенфа

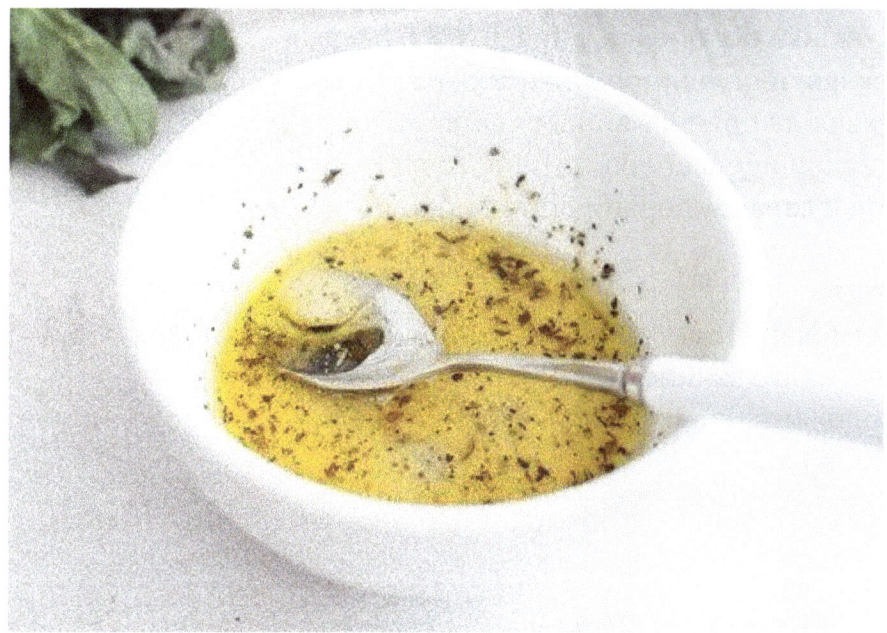

Састојци

- 2 кашике екстра девичанског маслиновог уља
- 2 кашичице зрнастог сенфа
- 1 кашика белог лука у праху
- ½ кашичице припремљеног рена
- 2 кашике црвеног винског сирћета
- ¼ кашичице шећера
- Сол и свеже млевени црни бибер по укусу

Упутства

a) Помешајте све састојке у чинији за салату. Пробајте и прилагодите зачине.

b) Положите зелену салату и прелијте непосредно пре сервирања.

97.   Винегрет од ђумбира и бибера

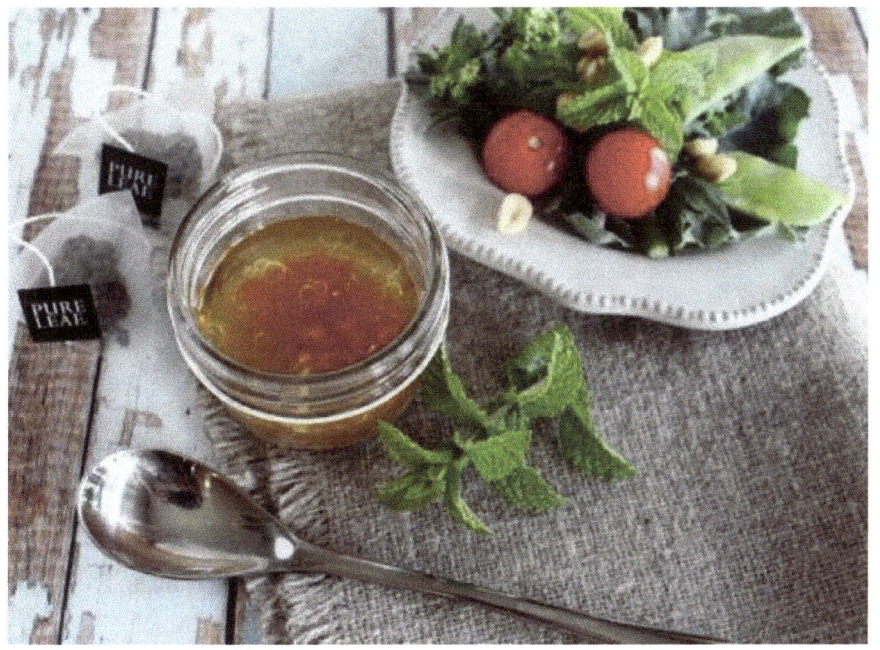

Састојци

- 1 кашика пиринчаног винског сирћета
- ¼ кашичице шећера
- 1 чен белог лука, ситно исечен
- ½ кашичице ситно сецканог свежег ђумбира
- ¼ кашичице здробљеног сушеног љутог чилија
- ¼ кашичице сувог сенфа
- ¼ кашичице сусамовог уља
- 2 кашике биљног уља

Упутства

a) Помешајте све састојке у чинији за салату. Пробајте и прилагодите зачине.

b) Положите салатом и прелијте непосредно пре сервирања.

98.   Цитрус винаигретте

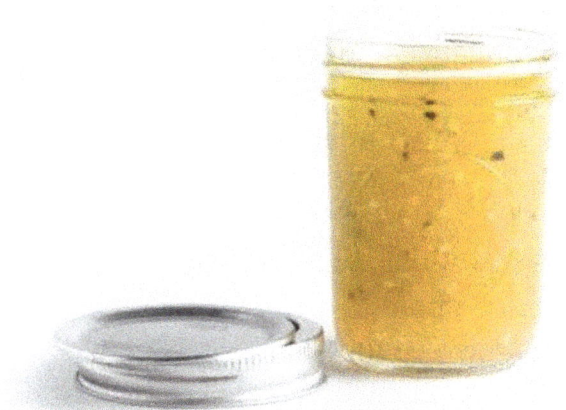

Састојци

- 1 кашика свежег лимуновог сока
- 1 кашика свежег сока од лимете
- 1 кашика свежег сока од поморанџе
- 1 кашичица пиринчаног винског сирћета
- 3 кашике екстра девичанског маслиновог уља
- ½ кашичице шећера
- Сол и свеже млевени црни бибер по укусу

Упутства

a) Помешајте све састојке у великој чинији за салату. Листове зелене салате ставите на прелив.

b) Баците непосредно пре сервирања.

99. Трљајте бели бибер и каранфилић

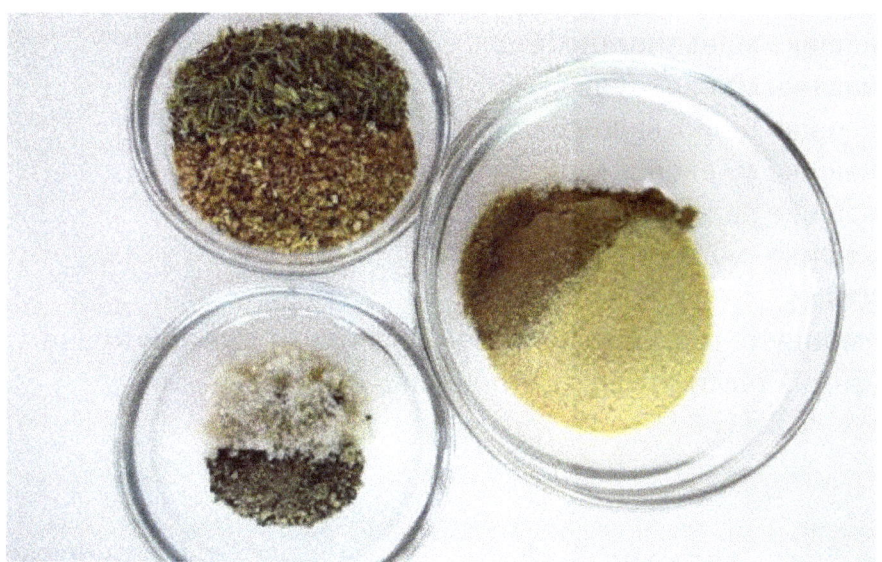

Састојци

- ¼ шоље белог бибера у зрну
- 1 кашика млевене алеве паприке
- 1 кашика млевеног цимета
- 1 кашика млевеног укуса
- 2 кашике целих каранфилића
- 2 кашике млевеног мушкатног орашчића
- 2 кашике паприке
- 2 кашике сушеног тимијана

Упутства

a) Комбинујте све састојке у блендеру или процесору хране.

b) Чувати у тегли са чврстим поклопцем.

100. Чили суво трљање

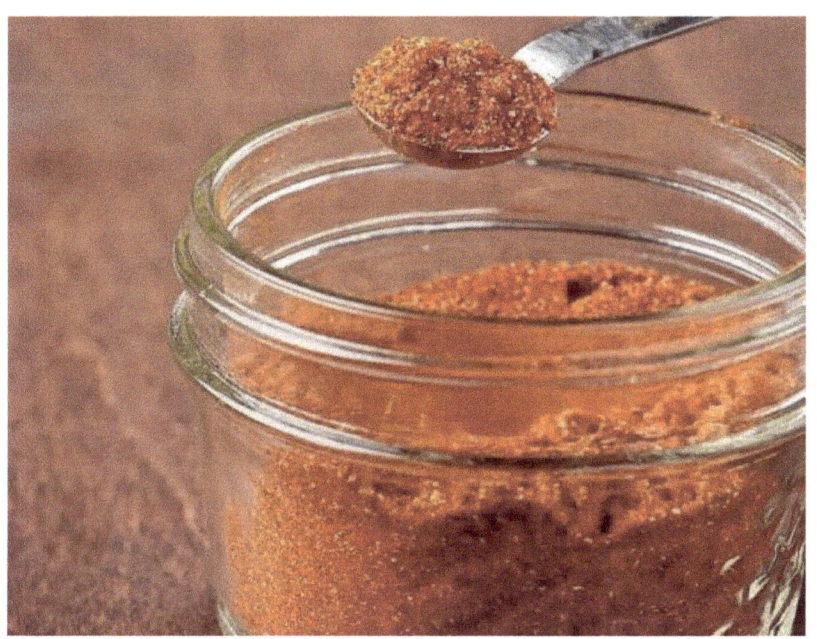

Састојци

- 3 кашике белог лука у праху
- 3 кашике паприке
- 1 кашика чилија у праху
- 2 кашичице соли
- 1 кашичица свеже млевеног црног бибера, или по укусу
- ¼ кашичице цаиенне

Упутства

a) Мешавину зачина самељите у процесору за храну или блендеру или користите малтер и тучак.

b) Чувати у тегли са чврстим поклопцем.

ЗАКЉУЧАК

Флекситарска кухиња је свеобухватан водич за прихватање више биљне исхране, без жртвовања укуса или укуса. Са 100 укусних и хранљивих рецепата, ова куварица је врхунски ресурс за све који желе да истраже предности флекситарног начина живота.

Али више од тога, Флекситарска кухиња је водич за здравији, одрживији живот. Од савета о планирању оброка и припремању хране до савета о набавци одрживих састојака, ова куварска књига је драгоцен ресурс за све који желе да направе позитивну промену у својој исхрани и начину живота.

Надамо се да ће вас ова куварица инспирисати да истражите предности биљне исхране и да вас подстакне да прихватите здравији, одрживији начин живота. Без обзира да ли сте искусан вегетаријанац или тек почињете да урроните прсте у свет флекситаријанства, Флекситарска кухиња је суштински додатак вашој колекцији кувара

Ingram Content Group UK Ltd.
Milton Keynes UK
UKHW020720170523
421886UK00007B/51